Kohlhammer

Die Autorin

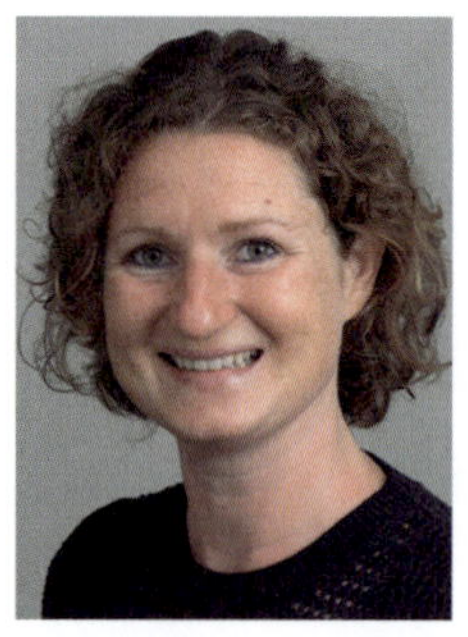Mira König ist Physiotherapeutin und Heilpraktikerin mit zahlreichen Fortbildungen, unter anderem mit klassischen physiotherapeutischen Techniken wie Lymphdrainage und Manuelle Therapie als auch mit osteopathischen und faszialen Ausbildungen und Einblicken in die traditionelle chinesische Medizin.

In den letzten Jahren hat sie sich mit Familienpsychologie und Neurodivergenz auseinandergesetzt, das Schwerpunktthema ist das Autismus-Spektum geworden.

Der Fokus ihrer Arbeit richtet sich, geschult durch die Arbeit mit der Cranio-Sacral-Therapie, auf die Herangehensweise des achtsamen Einfühlens und neutralen Wahrnehmens. Ergänzend kommt die Kommunikationstechnik der „Gewaltfreien Kommunikation" nach Marshall B. Rosenberg in die klientenzentrierte Therapie hinzu.

Nun bereichern sie die Erfahrungen, um einer lang ersehnten Tätigkeit des Schreibens und selbständigen Praktizierens nachzukommen und das über 10 Jahre lang erworbene Wissen in Klinik, Praxis und Ausbildungen einem eigenen Konzept zu widmen: MIKOSA®. Mehr unter: www.mikosa.ch

Sie lebt und arbeitet in Reinach in der Nähe von Basel/Schweiz.

Mira König

Körpertherapie für Kinder im Autismus-Spektrum

Entspannung und Resilienz fördern –
Ein Praxisbuch für Eltern und Therapeuten

Verlag W. Kohlhammer

Umschlagabbildung: ckybe – stock.adobe.com

1. Auflage 2026

Alle Rechte vorbehalten
© W. Kohlhammer GmbH, Stuttgart
Gesamtherstellung: W. Kohlhammer GmbH, Heßbrühlstr. 69, 70565 Stuttgart
produktsicherheit@kohlhammer.de

Print:
ISBN 978-3-17-046078-2

E-Book-Formate:
pdf: ISBN 978-3-17-046079-9
epub: ISBN 978-3-17-046080-5

Inhalt

Ausklang

Für Eltern und Begleitpersonen

Quellen und Empfehlungen

„Ein großes Kompliment für diese wunderschöne Arbeit.
Die anschaulichen Sätze mit wohldosierten Informationen helfen sehr, komplexe Zusammenhänge herunterzubrechen und als Laie zu verstehen.
Sehr gut finde ich auch die vielen vorsichtigen und sorgfältigen ‚Kann-Formulierungen‘, die Hinweise geben, ohne in zu feste Strukturen zu verfallen.
Auch dass die Verbindung zwischen ‚wir allen‘ und ‚Kindern im Spektrum‘ immer wieder gemacht wird, ist sehr hilfreich.
Die ganze Haltung von dir als Autorin finde ich positiv, feinfühlig und heilend.
Ich habe das Gefühl, ich verstehe jetzt mein Kind deutlich besser!
Das wird ein schönes, stützendes und Hoffnung machendes Buch.
Es freut mich sehr, dass dein Fachwissen, deine Fähigkeit dieses zu vermitteln und deine Kreativität in dieser für mich bahnbrechenden Eigenentwicklung zum Leuchten kommen.“

(Karin, Mutter eines betroffenen Jugendlichen)

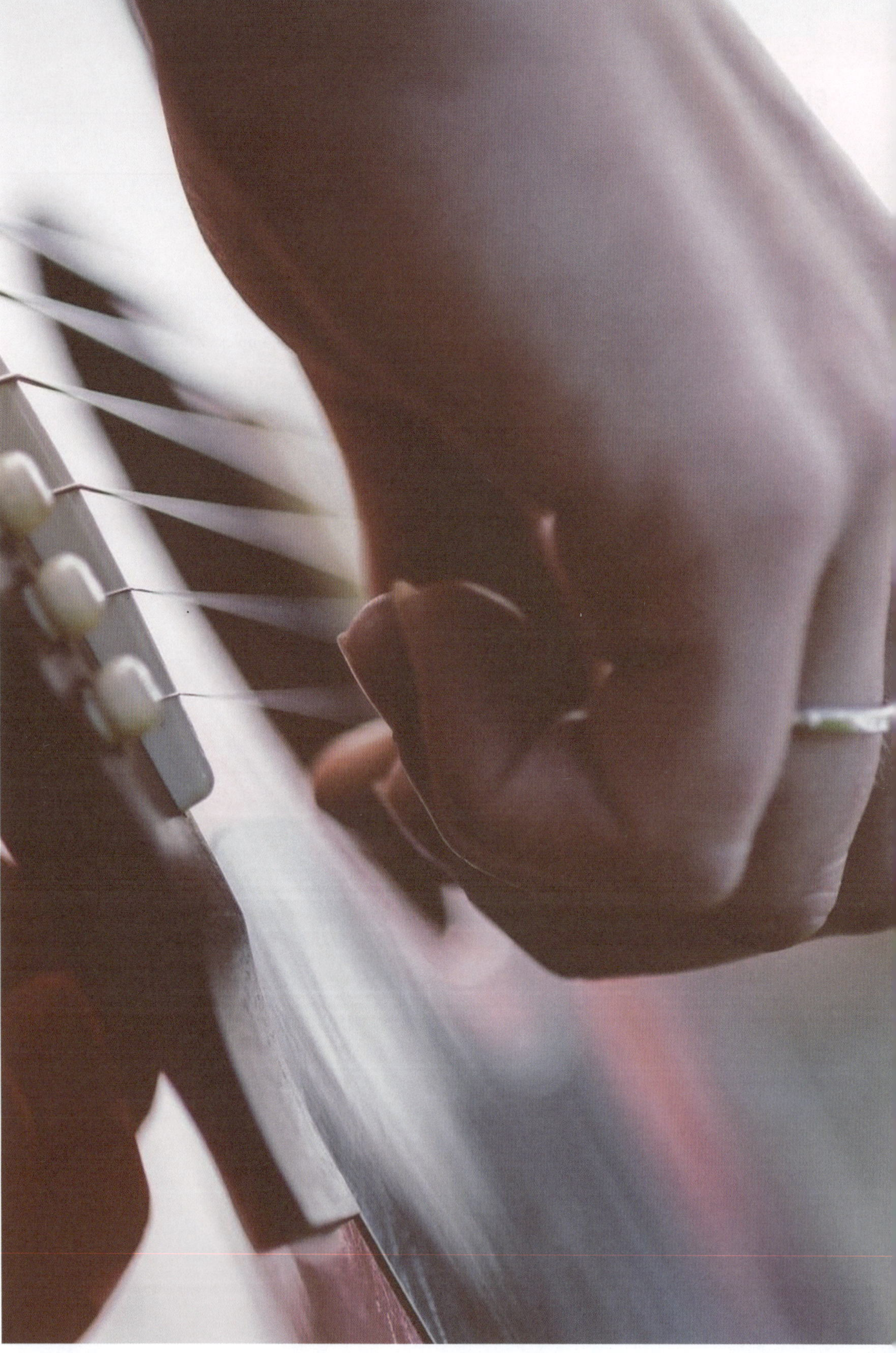

Einstimmung

1 Gruppendynamik

Vorteile für Kinder im Autismus-Spektrum
Vom Wesen her beobachtend, die Umwelt um sich wahrnehmend, eher zurückgezogen, ruhig, mit sich beschäftigt, Details erkennend, bestimmten inneren Rhythmen folgend: So können wir Kinder im Autismus-Spektrum erleben.

Diese Wahrnehmung und Denkweise autistischer Menschen kann sehr viel Energie beanspruchen. Vor allem, wenn man sich dauernd der Außenwelt anpassen soll. Vielleicht auch nicht ganz versteht, was gewollt wird. Die Dinge anders betrachtet und anders verknüpft.

Da können Aufträge, insbesondere im Alleingang, mühsam und sinnlos erscheinen. Der Antrieb fehlt, vielleicht auch das Gespür dafür.

Sportunterricht kann eine große Herausforderung werden. Viele Reize wie Lärm, grelles Licht, sich bewegende Menschenmengen und motorische Übungen, die koordinativ schwerfallen oder unheimlich anstrengen, hemmen den Spaß an der Bewegung.

In einer Gruppe, in der sich das Kind sicher, geborgen und wohl fühlt, kann es von anderen durch sein gutes Beobachtungsverhalten erstaunlich viel lernen und ausprobieren. In einer Gruppe steht es nicht als Einzelperson im Fokus. Es kann sich zurücknehmen und wahrnehmen, was gemacht wird. Das Kind kann in verschiedenen Teilschritten bei den anderen Teilnehmern unterschiedliche Versionen der Durchführung betrachten. Wenn es sich dann sicher genug fühlt und genügend Strategien im Kopf gesammelt hat, wird es sich wunderbar in das Geschehen einfügen können.

So geht es in diesem Buch um einen sicheren, klaren Rahmen, in dem das autistische Kind sich in den Körperübungen entfalten kann und sein Körperempfinden, seine motorischen Fähigkeiten, die Grenzerfahrungen und die Stressregulation stärken kann.

Ein entspannender Teil, sowohl für Kinder als auch für Eltern, rundet das Werk ab.

1.1   Begrüßungslied – Reimritual

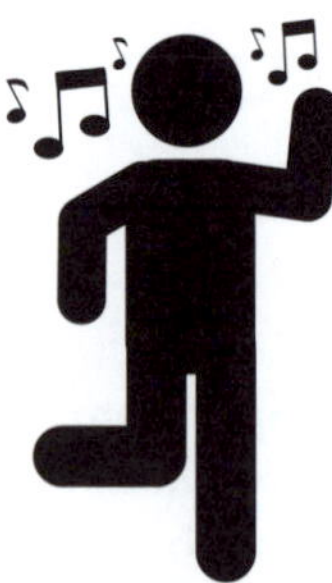

Zu Beginn jeder Übungsrunde stimmen wir uns jeweils mit dem gleichen Liedtext und seinen Bewegungen auf die Stunde ein.

Der Text kann gesungen oder in Reimform gesprochen werden. Wir orientieren uns an einer Taktgebung im Sekundenrhythmus, also ca. 60 Schläge pro Minute. Wer möchte, stellt ein Metronom ein. Dazu bewegen wir die Arme.

Das Ganze kann im Sitzen oder Stehen ausgeführt werden.

Text:

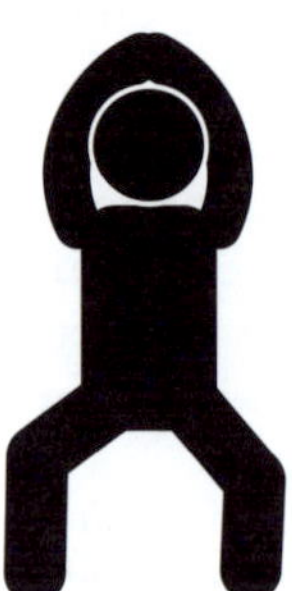

Manchmal möcht' ich groß sein wie die Welt

(Arme gehen dazu über den Kopf in einem großen Bogen zusammen. Fingerspitzen berühren sich am Ende. Blick geht zu den Händen.)

Und einfach nur sehen was mir gefällt.

(Hände gehen langsam vor die Augen runter und formen ein Fernrohr. Damit Oberkörper nach rechts und links drehen.)

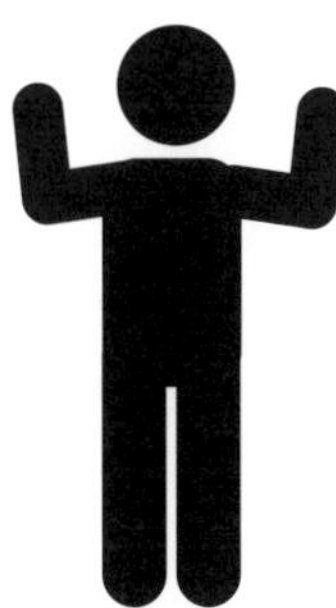

Ich möchte stark sein

(Arme gehen rechtwinklig zur Seite, Ellbogen angewinkelt, Hände gefaustet, „Kraft symbolisierend".)

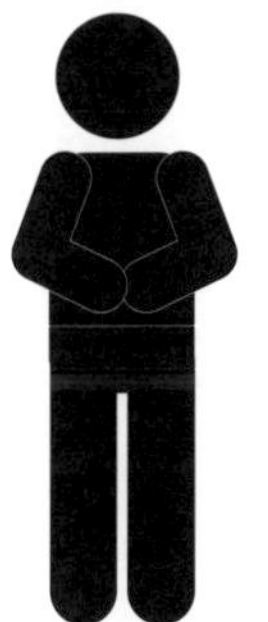

Und nicht allein.

(Arme vor dem Bauch kreuzen, Kopf senken.)

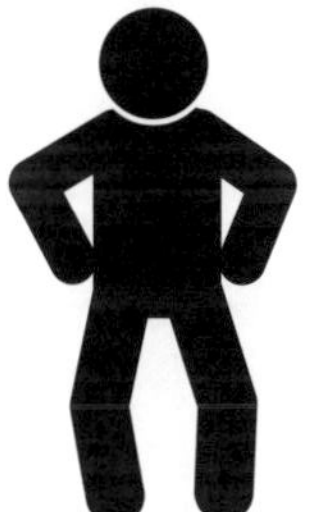

Mich verstanden fühlen

(Arme öffnen im Halbkreis zur Seite, nach vorne geöffnet.)

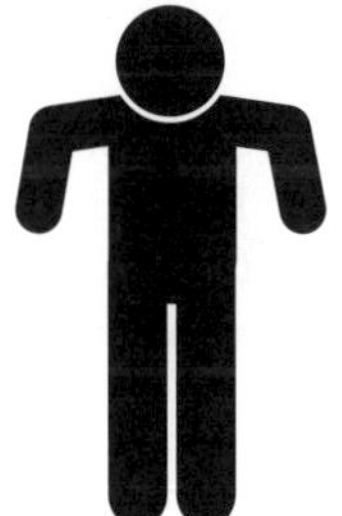

Anstatt mich vergeblich zu bemühen.

(Hände stemmen Richtung Boden nach unten.)

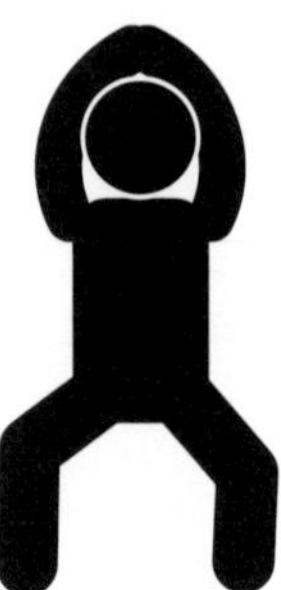

Refrain: *Manchmal möcht' ich groß sein wie die Welt,*

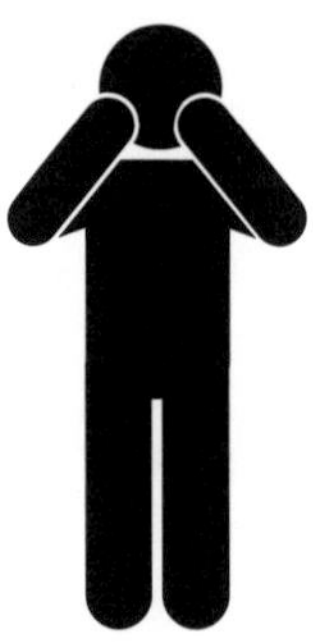

und einfach nur sehen was mir gefällt

(Bewegungen siehe oben.)

Hintergrund zu Lied/Reimritual

Meiner Erfahrung nach nehmen Kinder im Autismus-Spektrum Sprache meist als ein „Sing-Sang" wahr. Mir ist aufgefallen, dass Informationen besser anzukommen scheinen, wenn ich sie vertone. Besonders die Reimform scheint freudige Reaktionen, vielleicht ein Wohlempfinden, zu erzeugen.

Auch Tony Attwood beschreibt deutlich in seinen Beobachtungen, wie Musik in bestimmter Art und Taktgebung besonders viel Anklang beziehungsweise Beruhigung bietet. 60 Schläge pro Minute verkörpern den Rhythmus, der gesucht wird, da es ungefähr dem Ruhepuls entspricht (Attwood, 2024).

Das Hören von Musik kann den Bewegungsfluss begünstigen (Attwood, 2022).

Diese Übung gibt Sicherheit durch ihr wiederkehrendes Ritual, den langsamen, beruhigenden „Puls-Takt" und bietet erste Bewegungserfahrung im Raum mit koordinativen Aspekten. Der Text soll bestärken und den Gefühlen und Bedürfnissen der Kinder Ausdruck verleihen.

1.2   Sicherer Ort

An deinem Platz angekommen, ob sitzend, stehend oder liegend, so wie du dich gerade wohlfühlst, atmest du tief in den Bauch ein, dieser wölbt sich vor Luft, dann wieder aus. Auch deine gerade dich beschäftigenden Gedanken dürfen mit ausgeatmet werden. Das tiefe Atmen wiederholst du weitere zwei Mal. Also machst du insgesamt 3 tiefe Atemzüge. Du kannst dir auch das Bild eines Luftballons vorstellen, der sich mit Luft füllt und sie wieder entlässt.

Danach wendest du deinen Blick so weit es geht nach links, der Kopf folgt so weit er kann nach links über die Schulter. Dann leite über deine Augen, gefolgt von deiner Kopfbewegung, die Drehung nach rechts ein. Sieh dir dabei den Raum, in dem du dich befindest, an und stelle fest, dass du sicher bist.

Variationen
Wähle eine oder mehrere Variationen aus, wie es dir gerade beliebt.

- Wenn du den Kopf zur Seite drehst, atme ein. Zur Mitte hin, zurück, wieder aus.
- Bleibe mit den Augen und dem Kopf in der Verdrehung, bis du einen tiefen Atemzug, ein Gähnen oder Schlucken feststellst. Danach wechsle zur Mitte zurück und weiter auf die andere Seite.
- Spüre deine Füße bei dieser Übung fest auf dem Boden.
- Nach der Übung kannst du dir Gesicht, Arme und Beine sanft abreiben, um dich gut zu spüren und entsprechende Areale und Nerven zu aktivieren.
- Rege deine Sinne an, indem du 3 Dinge im Raum bewusst ansiehst, 2 Dinge in der Umgebung abtastest und 1 Geräusch bewusst wahrnimmst.

Hintergrund zum „sicheren Ort"

Sich sicher fühlen ist ein Grundbedürfnis, um sich auszutauschen, zu entspannen, zu lernen. Menschen im Autismus-Spektrum sind oft durch Ängste geplagt. Sich sicher zu fühlen ist für sie ganz wesentlich (Attwood, 2022; Girsberger, 2022; Rosenberg, 2020).

Diese Übung lässt die Person im Raum ankommen, sich orientieren, sich spüren, sich beruhigen und regulieren. Sie vernetzt Hirnhälften und aktiviert beim Streichen über das Gesicht den 5. und den 7. Hirnnerv, die mitbeteiligt sind an der sozialen Zugewandtheit (Rosenberg, 2020). Zudem setzt die Übung über Achtsamkeit den Fokus auf das Hier und Jetzt.

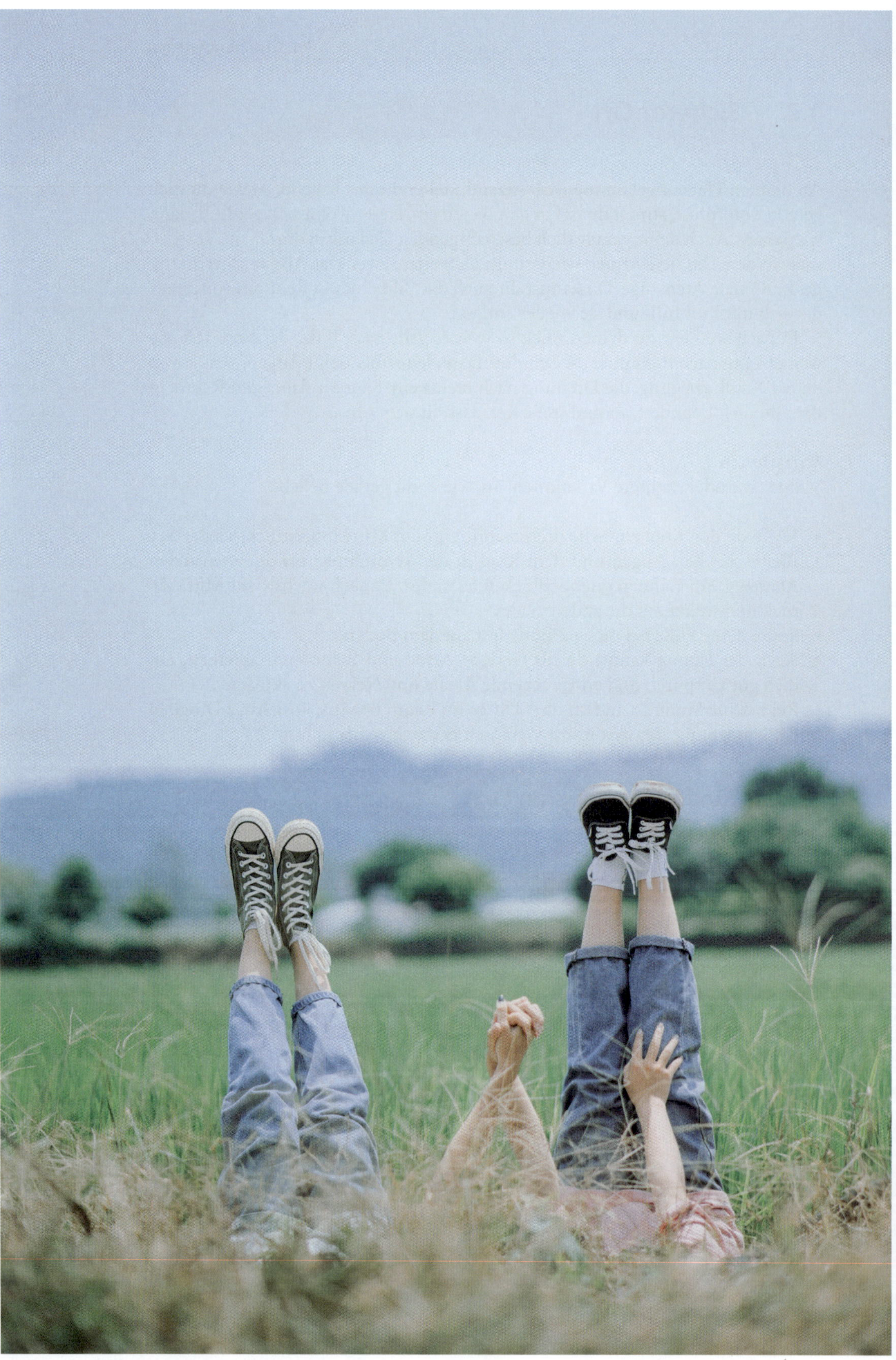

Körpertherapeutische Übungen

2 Wahrnehmung

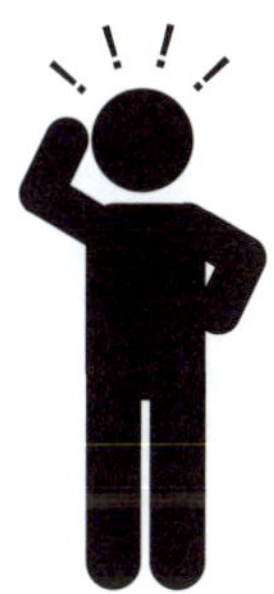

2.1 Anatomische und physiologische Gegebenheiten

Viele Sinnesrezeptoren gestalten unsere Wahrnehmung. Sensorische Zellen empfangen die Reize über die Haut beim Tasten, bei Berührung, bei Druck. Sie sind überall im Körper in unterschiedlicher Anhäufung verteilt. Auch aus den Gelenken wird die Stellung übermittelt, aus dem Inneren der Muskeln, den Muskelspindeln, die Spannung der Muskulatur. Schmerz und Temperatur werden wahrgenommen und ans Gehirn geleitet.

Die Wahrnehmung wird häufig mit den 5 äußerlichen Sinnen beschrieben: Dem Auge mit dem Sehsinn. Dem Ohr mit dem Hörsinn (und dem auch enthaltenen Gleichgewichtsorgan). Der Nase mit dem Geruchssinn. Der Zunge mit dem Geschmackssinn. Dem Tastsinn, der sich in Oberflächen- und Tiefensensibilität aufgliedert. Er hat in diesem Kapitel die größte Bedeutung.

Die Orientierung am eigenen Körper ist das Ergebnis der Oberflächen- und Tiefensensibilität. Zur Oberflächensensibilität gehören Haut und Mund. Besonders feinfühlig sind die Fingerbeeren und die Lippen. Dort befinden sich viele Mechano- (Druck-/Berührungsempfinden), Thermo- (Temperaturempfinden) und Nozizeptoren (Schmerzempfinden).

In der Tiefenwahrnehmung gibt es die Propriozeptoren, welche in Gelenken, Sehnen und Muskeln Druck, Zug, Vibration und Spannung messen. Sie registrieren die Gelenkstellungen zueinander, unsere Stellung und Lage im Raum und übermitteln sie an das Gehirn. Somit ist die Tiefensensibilität für die Eigenwahrnehmung zuständig. Geschwindigkeit, Kraft und Spannung einer Bewegung werden dort ermittelt.

Besonderheiten der Wahrnehmung im Autismus-Spektrum

Ungefähr 40 % der Kinder im Autismus-Spektrum zeigen eine Anomalie in der sensorischen Sensibilität. Am häufigsten sind sie überempfindlich auf Klänge, Berührungen, Geschmack und Licht. Wenig Reaktion wird dagegen auf Schmerzen und Temperaturunterschiede gezeigt (Attwood, 2022).

Wie nehme ich mich wahr? Spüre ich meinen Körper gut? Kann ich Einzelheiten benennen und erkennen? Spüre ich Schmerz, Kälte, Wärme, Druck durch Berührung? Wie erleben es wohl andere Menschen/Kinder?

Diese Fragen können wir uns alle stellen, um mit unserer Tiefensensibilität in Kontakt zu kommen. Bei Kindern im Autismus-Spektrum kann auffallen, dass die Exterozeption, die Reizwahrnehmung für die äußeren Reize wie Licht, Geräusche und Gerüche, extrem ausgeprägt ist, also eher eine Überempfindlichkeit oder besonders intensive Wahrnehmung herrscht. Hingegen ist die Interozeption, das Gespür nach innen, oft reduziert. Es findet so etwas wie eine Spaltung zwischen Gehirn und Körper statt (Attwood, 2024).

Oft schon sind es kleinste Feinheiten, die diese Kinder wahrnehmen und von denen sie sich irritiert fühlen. Sei es ein kratzendes Etikett in der Kleidung, eine Falte im Strumpf. Sei es im Wechsel der Jahreszeiten plötzlich wieder lange Ärmel oder gar Jacken tragen zu müssen. Oder dann nach Gewöhnung die Umstellung im Frühjahr zurück auf wenig Bekleidung und freie Hautstellen, sowie barfuß gehen. Eine Fülle an Reizen beschäftigt die Wahrnehmung und das Gehirn. Vielleicht nimmt dies manchmal Kapazitäten ein, die andere Kinder für neue Entdeckungen und Aufmerksamkeit für anderes frei haben.

So wollen wir uns in diesem Kapitel der Wahrnehmung widmen, sei es der Eigen-, Fremd- oder der räumlichen Wahrnehmung.

2.2 „Fußerdung" – Eigenwahrnehmung/ Zentrierung

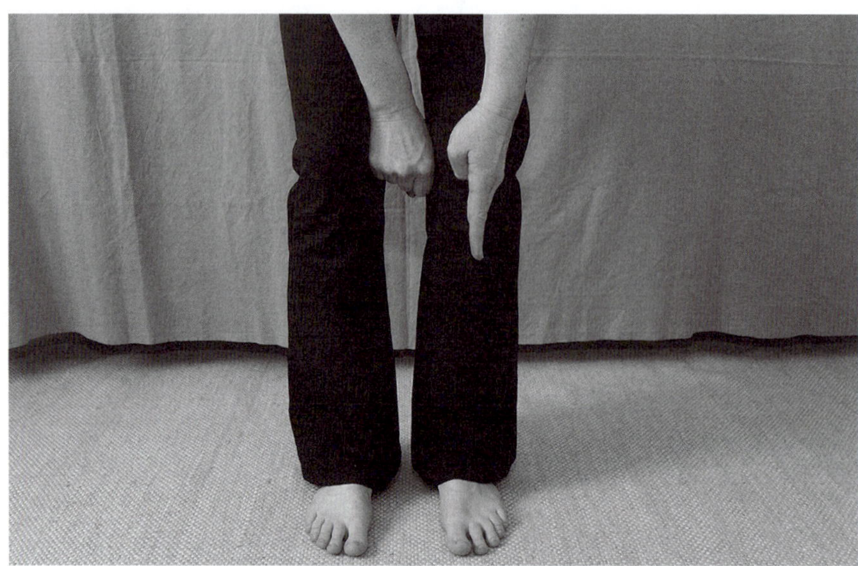

Abb. 2.1: „Fußerdung" stehend, Anfangs- & Endstellung

Materialinfo Kein Material benötigt.

Zielausblick Ziel dieser Übung ist ein bewusstes Ankommen im Hier und Jetzt. Sich spüren. Einen „Standpunkt" einnehmen. Sich stabil fühlen. Sicherheit bekommen. Sich erden/beruhigen.

Hintergrund Meist stehen und sitzen wir unbewusst. Die exakte Ausrichtung der Beinachse und die bewusste Belastung der Füße in anatomisch korrekter Achse entlastet die Körperstrukturen. Oft können wir bei der Pendelübung wahrnehmen, dass es in eine Richtung weniger Ausschlag gibt. Dort haben wir zu viel belastet, meist nach hinten auf die Ferse. Die andere Bewegungsrichtung ist ausgedehnter möglich, dort waren wir bisher zu zögerlich mit unserer Belastung des Körpergewichtes. So bringt diese Übung unser Körperlot in die Mitte und beugt Fehlbelastungen, allenfalls auch Schmerzen und Abnutzungen vor.

Oft sind wir zu kopflastig und gehen bei Stress förmlich „durch die Decke". Die Verwurzelung als Gedankenkonzentration, zusammen mit dem Wahrnehmen, lenkt unsere Gedanken und Gefühle wieder in den Boden, damit wir eine solide Basis erlangen. Es hilft auch, dem häufig im Autismus-Spektrum beschriebenen Gedankenkarussell entgegenzuwirken.

Diese Übung vermittelt Sicherheit durch den geübten festen Stand und die erdenden Qualitäten und kann somit gut bei Aufregung wegen einer Begrüßung oder eines Vorsprechens genutzt werden.

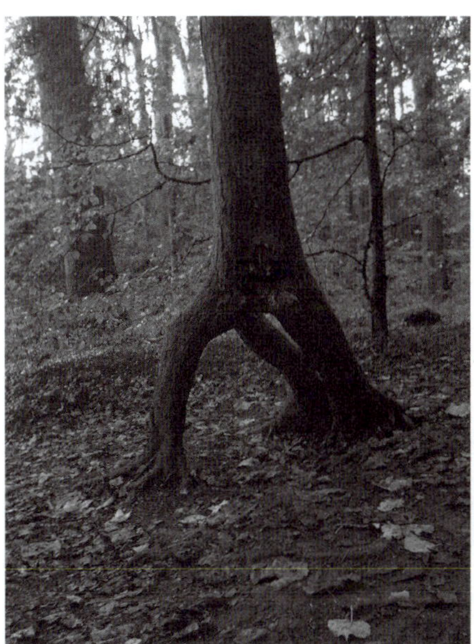

Abb. 2.2: „3-Punkt-Belastung" am Beispiel Baum

Vorzugsweise stehend, hüftbreiter Stand (eine Faustbreite passt zwischen die Knie). Die Zehen schauen nach vorne, die Mitte der Kniescheibe ist über den 2. Zeh gerichtet, das Kniegelenk ist über dem Knöchel positioniert, sodass die Zehen zu sehen sind (▶ Abb. 2.1). Das ist die Beinachse.

Stell dich in einen stabilen, hüftbreiten Stand und spüre den Kontakt mit dem Boden. Du kannst dir auch Wurzeln vorstellen, die aus deinen Fußsohlen in den Boden wachsen. Schwerpunkte sind deine Ferse und der Vorfußballen an der Klein- und Großzehseite (3-Punkt-Belastung, ▶ Abb. 2.2).

Nun beginne in kleinen Bewegungen nach vorne und hinten den Fuß zu belasten, sodass dein Körper wie ein Lot über dem Fuß vor- und zurückschwingt. Die Fußsohlen bleiben ganz am Boden, ohne abzuheben. Lass die Bewegungen immer größer werden. Dann wieder kleiner. Führe dasselbe zwischen rechts und links, also Innen- und Außenkante durch. Danach solltest du dich in der Mitte „eingelotet" haben. Kreise gerne noch ein paar Mal über deinen Füßen in jede Richtung und genieße deine Beweglichkeit und Mitte.

Als Bild kannst du dir während der gesamten Übung einen Baum vorstellen, der sich im Wind wiegt, aber fest verwurzelt stehen bleibt.

Halte die beschriebene Beinachse gut ein. Lasse deine Gedanken im Hier und Jetzt.

- Sitzend mit gut aufgestellten Füßen möglich. Auch hier sind diese mit hüftbreitem Abstand zwischen den Knien aufgestellt.
- Die Augen können bei sicherem Gleichgewicht geschlossen werden, um sich besser zu spüren.
- Ebenso ist es möglich nur zu stehen, ohne sich zu bewegen, und in Gedanken die Mitte zu erspüren und sich Wurzeln in den Boden vorzustellen.

2.3 „Nachmaler" – Fremdwahrnehmung/Gesten imitieren

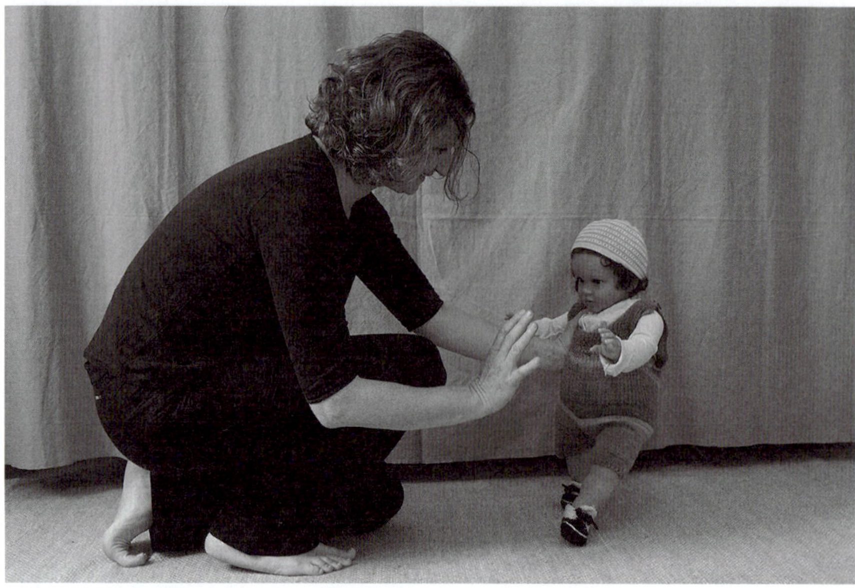

Abb. 2.3:   „Nachmaler" Anfangsstellung – Partner gegenüber

Materialinfo   Partnerübung, alternativ großer Spiegel.

Zielausblick   Die ausführende Person entwickelt Fantasie für Gesten.
Dies ist wichtig im Hinblick auf natürlich wirkende Kommunikation.

Hintergrund   Gesten spontan in Gespräche einfließen zu lassen, kann Menschen im Autismus-Spektrum schwerfallen (Attwood, 2022; Girsberger, 2022).
Daher ist es besonders für Kinder empfehlenswert, diese von früh an spielerisch zu üben, um eine natürlich wirkende Kommunikation mit den Mitmenschen zu ermöglichen.
Diese Übung schult den Fokus auf das Gegenüber, zeigt was im Gespräch im Zentrum steht und vermeidet durch die Beobachtungsaufgabe das Abschweifen im Raum auf andere interessante Gegenstände oder Vorlieben.

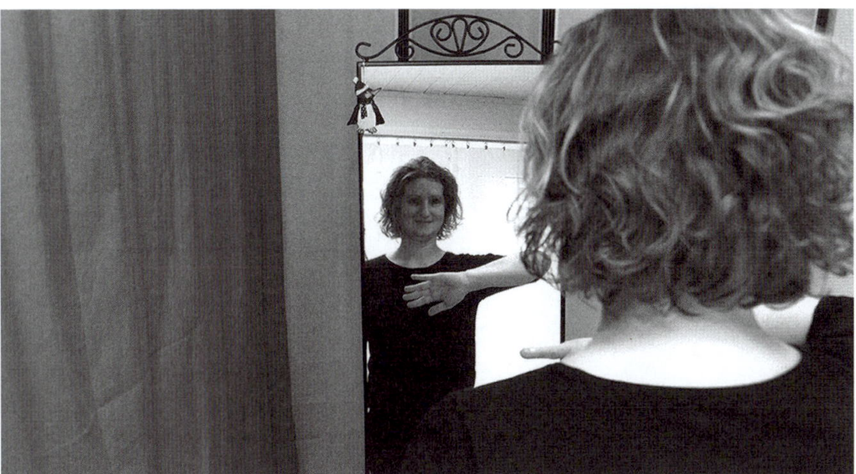

Abb. 2.4: „Nachmaler" – Gesten im Spiegel sich selbst vorzeichnen

Die Partner stehen sich gegenüber (▶ Abb. 2.3).　　　　　　　　　　Übungsaufbau

Die ausführende Person beginnt langsam mit dem ganzen Arm eine Geste in die Luft zu zeichnen.

Ihr Gegenüber nimmt diese Geste wahr und macht sie so gut wie möglich zeitgleich nach.

Danach wechseln die Rollen von Vorzeichner und Nachmaler beliebig oft ab.

Tempo des Vorzeichners so wählen, dass der Nachmaler gut folgen kann.　　Zu beachten

Der Spaß am gemeinsamen In-die-Luft-Zeichnen steht im Vordergrund.

- Die Partner sitzen sich gegenüber, anstatt zu stehen.　　　　　　　　Variationen
- Ist gleichzeitiges Nachmalen zu anstrengend, kann der Nachmaler sich die Geste merken und anschließend in die Luft zeichnen.
- Möchte man die Übung allein ausführen, kann man sich dabei im Spiegel betrachten und die Gesten mit den Augen verfolgen (▶ Abb. 2.4). So übernehmen diese den Nachmaler.
- Ist kein Spiegel vorhanden, spürt man sich in die Gesten hinein.
- Blind oder mit geschlossenen Augen berühren sich die Handflächen von Vorzeichner und Nachmaler und man ertastet die Bewegungsführung.

2.4 „Raumvariationen" – Räumliche Wahrnehmung/Gangvariationen

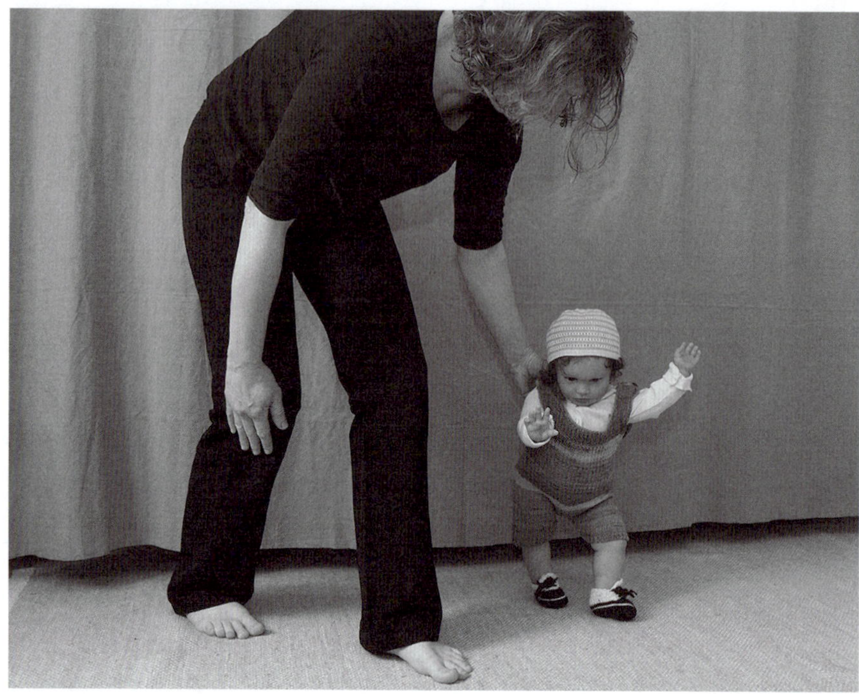

Abb. 2.5:   Raumvariationen – Bild in Schrittposition

Materialinfo Platz im Raum.

Bei Bedarf kannst du einen Hindernisparcours mit vorhandenen Materialien aufbauen. Zum Beispiel ein Seil zum Balancieren, einen Reifen zum Hüpfen, Stapelsteine zum Darüber-Balancieren. Diese Materialien könnten eine Bordsteinkante, eine Pfütze und Pflastersteine simulieren.

Zielausblick Schulung räumlicher Orientierung.

Richtungswechsel, stoppen/starten, Gleichgewicht, Gangvariationen, Koordination und Fantasie werden angeregt und geübt.

Hintergrund Die Koordination der Körperbewegungen (siehe mehr dazu in ▶ Kap. 3.1), das Gleichgewicht halten (siehe mehr dazu in ▶ Kap. 4.1) und wechselnde Anforderungen können bei Menschen im Autismus-Spektrum zu besonderen Herausforderungen werden.

Gerade das Stoppen und Starten sowie das Ausweichen ist auf dem Gehweg beim Gang in die Stadt oder durchs Dorf unerlässlich. Überwege passieren, an Kreuzungen stehen bleiben und wieder weiterlaufen. Entgegenkommenden Personen ausweichen.

Orientierung im Raum, vor allem wenn andere Menschen sich um einen herum bewegen, kann schwerfallen.

Wählt man begleitende Musik dazu, kann dies zur Bewegung anregen und deren Fluss vereinfachen. Die Rhythmik in einer Gruppe einzuhalten, kann wiederum eine große Anforderung darstellen (Attwood, 2022).

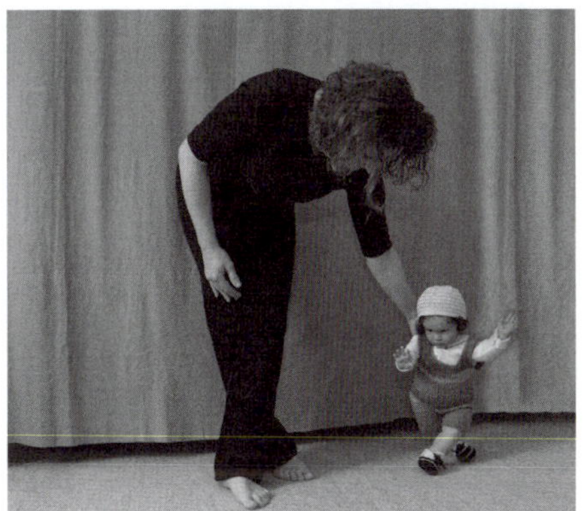

Abb. 2.6: Raumvariationen – Bild im Kreuzgang

Durch den Raum gehen. Du kannst dir als Bild einen Spaziergang in die Stadt/das Dorf mit unterschiedlichen Herausforderungen vorstellen.

Dabei verschiedene Schrittvarianten ausprobieren:

- Vorwärts gehen (▶ Abb. 2.5).
- Spurbreite erweitern (mehr breitbeinig gehen als gewöhnlich).
- Spurbreite verschmälern (Füße gehen eng aneinander vorbei, bis hin zum Seiltänzergang: Vorstellung auf einem Seil zu gehen).
- Dieselben Variationen auch beim Rückwärts-Gehen einbauen.
- Seitlich gehen (Seitschritte ausführen, indem ein Bein vorgeht und das andere nachstellt).
- Kreuzschritte (ein Fuß überkreuzt vor den anderen ▶ Abb. 2.6).
- Sprünge einbauen.
- Richtungswechsel durchführen (auch plötzlich und aus schnellem Tempo).
- Plötzlich in der Bewegung stoppen und dann wieder starten.

Tempo so anpassen, dass Stürze und Zusammenstöße vermieden werden.

- Die angegebenen Schrittvariationen können je nach Alter, Können und Befinden der Teilnehmer beliebig spielerisch gestaltet oder fantasievoll erweitert werden.
- Es können klare Distanzpunkte festgelegt werden, sodass die Schrittvariationen bis zu einem bestimmten Ziel erfolgen.
- Es können Hindernisse aufgestellt werden, um mehr motorische Fertigkeiten zu fördern.
- Bei Partner- oder Gruppenübungen kann das Stoppsignal außer verbal auch durch Handzeichen oder Klatschen (sofern dieses als Geräusch nicht unangenehm empfunden wird) gegeben werden.
- Wer allein übt, stellt sich die verschiedenen Variationen gedanklich vor oder spricht sie laut aus.
- Begleitende Musik kann zu fließenderen Bewegungen führen und das Rhythmusgefühl fördern.

Übungsaufbau

Zu beachten

Variationen

2.5 „Drück mich" – Eigenwahrnehmung/ Druckmassage

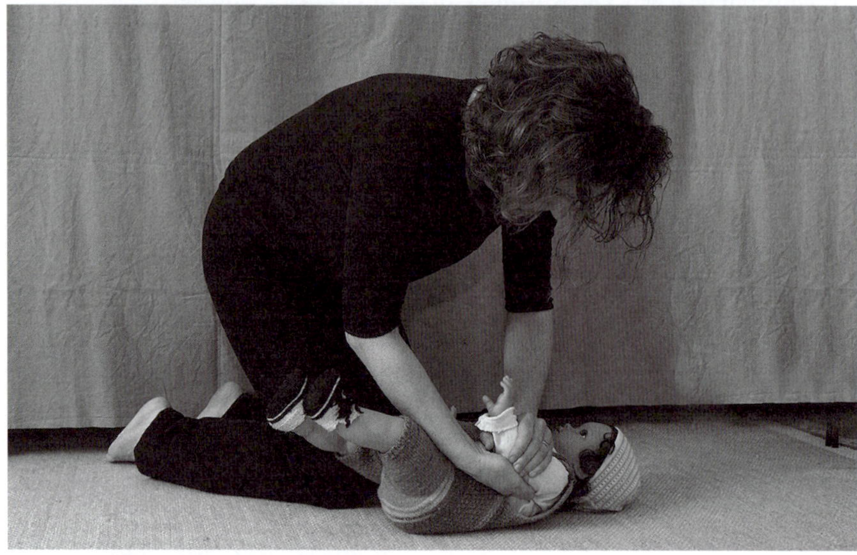

Abb. 2.7:   Druckmassage Beispiel Ellbogen

Materialinfo   Partnerübung.
Bei Bedarf Stuhl/Hocker oder auch Matte und Decke verwenden.

Zielausblick   Sich selbst gut spüren, Eigenwahrnehmung fördern.
Tiefensensibilität anregen.

Hintergrund   Eigenwahrnehmung ist wesentlich. Den eigenen Körper gut zu spüren, ist eine Voraussetzung, um sich wohlzufühlen. Oder auch Unwohlsein und Bedürfnisse wahrzunehmen, um Gegenmaßnahmen zu treffen.

Ebenso ist es wichtig, auch gerade im Kindesalter, seine Körperteile erkennen und benennen zu können, um körperliche Unversehrtheit zu wahren, sich vor Übergriffen zu schützen und sein Befinden gerade bei Schmerzen verbalisieren oder andeuten zu können.

Das Kleinhirn kann bei Menschen im Autismus-Spektrum Veränderungen aufweisen (siehe mehr unter Besonderheiten in der Wahrnehmung in ▶ Kap. 3.1), die die Tiefensensibilität beeinflussen. So ist es hilfreich, diese über Druckübungen anzusprechen und zu trainieren, indem die Drucksensoren in Gelenken, Sehnen und Muskeln immer wieder über Druck passend gereizt werden und sich entsprechende Reaktionsketten im Gehirn bahnen und festigen.

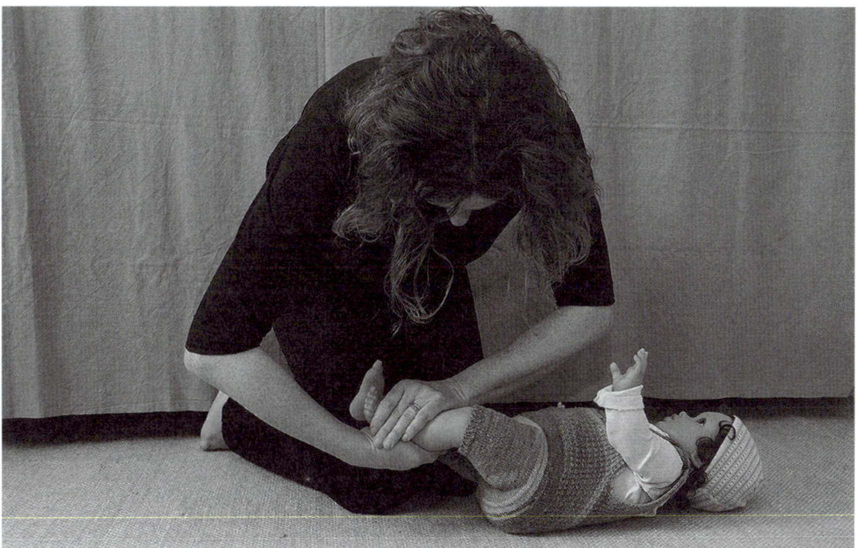

Abb. 2.8:   Druckmassage Beispiel Sprunggelenk

Das Kind liegt bequem oder sitzt, falls ihm dies angenehmer ist, und lässt sich von der anderen Person sanft an verschiedenen Stellen am Körper drücken, mit einer oder beiden Händen flächig. Den Druck für einige Sekunden im angenehmen Bereich aufrechterhalten.

Geeignet sind dafür die Arme oder Beine, vor allem auch im Bereich der Gelenke, also Schulter-, Ellbogen- (▶ Abb. 2.7), Handgelenk oder Knie- und Sprunggelenk (▶ Abb. 2.8) sowie die Füße.

Der Druck sollte aus einem flächigen, den Körperteil umschließenden Griff entstehen und ist im Wohlfühlbereich zu dosieren.

- Die druckerfahrende Person kann die Augen schließen, um sich noch mehr auf das Spüren zu fokussieren.
- Diese Art von Druckbehandlung ist auch im Stand oder langsamen Gang möglich.
- Wenn möglich können Körperteile, die berührt/gehalten werden, benannt werden.
- Diese Übung geht auch ohne Partner, indem man im Sitzen mit einer Hand Bereiche am anderen Arm sanft drückt oder an den Beinen die Gelenke und Muskeln beidhändig umschließt.

2.6 „Spiegelungen" – Fremdwahrnehmung/ Bewegungen zeitgleich spiegeln

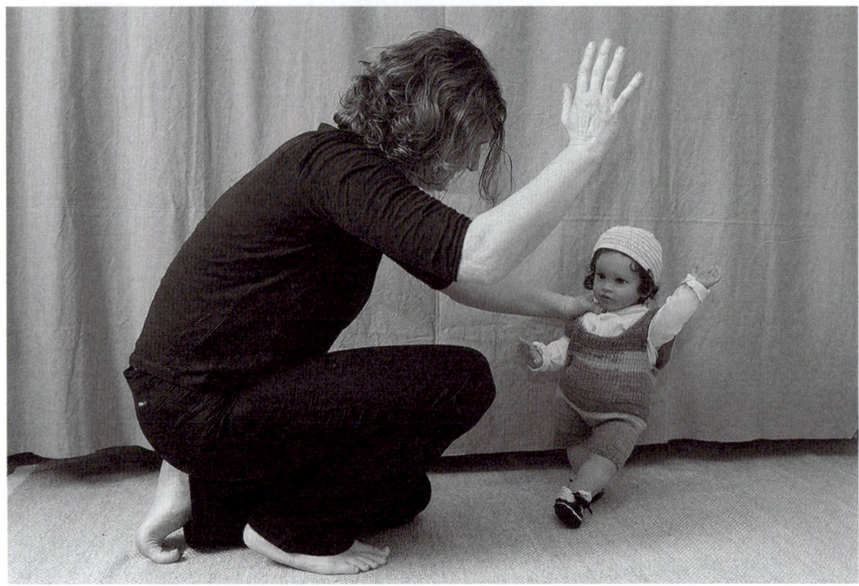

Abb. 2.9:   Spiegelungen mit den Armen

Materialinfo   Partnerübung.
Bei Bedarf zwei Hocker/Stühle.

Zielausblick   Beobachtung schärfen.
Gestikulieren üben.
Freude an Teamarbeit entdecken.

Hintergrund   Schulung von Gesten und Beobachtung stehen im Fokus dieser Übung.
Wie auch in ▶ Kap. 2.3 beschrieben, führt dies zu natürlich wirkender Kommunikation, vor allem im nonverbalen Bereich.
Es werden auch wesentliche Beobachtungsfähigkeiten trainiert und das Interesse am Gegenüber kann durch die wechselnden Bewegungen und die Zusammenarbeit gefördert werden.

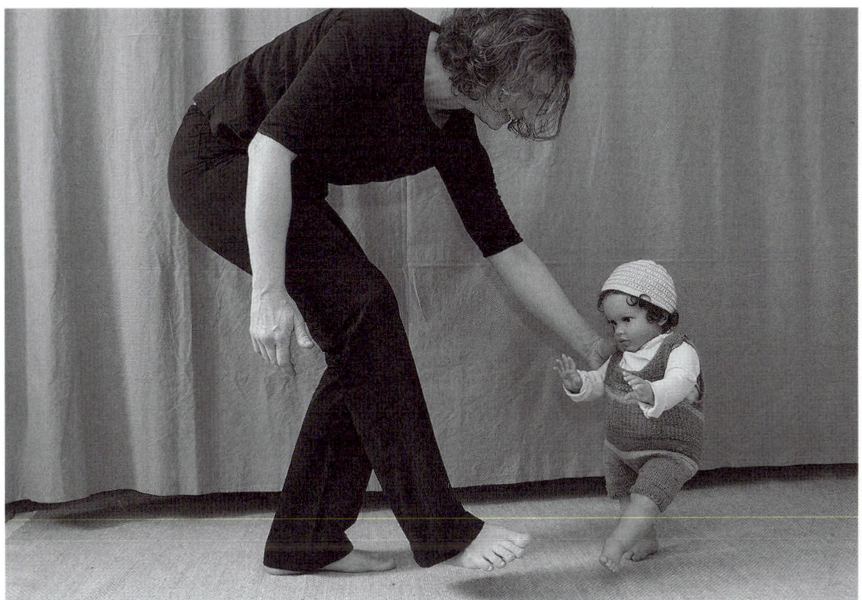

Abb. 2.10:   Spiegelungen mit den Beinen

Es handelt sich um eine Steigerung der Übung „der Nachmaler".   Übungsaufbau

Beide Personen stehen sich gegenüber. Nun werden zeitgleich Bewegungen in den Raum gezeichnet, mit einem Arm (▶ Abb. 2.9) oder einem Bein (▶ Abb. 2.10). Es entsteht ein gemeinsames Bild.

Der Prozess läuft nonverbal ab. Es soll ein zeitgleiches, unabgesprochenes Führen und Folgen stattfinden. Dabei ist auf wechselseitige Interaktion zu achten.

Das Tempo so aufeinander abstimmen, dass beide den Bewegungen folgen können.   Zu beachten

Ein Gleichgewicht ist zu erspüren, damit beide Partner ausgewogen die Führung erhalten.

Freude am Teamwork ist wesentlich, nach Bedarf Abläufe vereinfachen.

- Diese Übung kann auch gegenübersitzend, auf einem Hocker oder Stuhl, ausgeführt werden.   Variationen
- Zur Vereinfachung kann vorher abgesprochen werden, mit welchem Körperteil gearbeitet wird: z. B. nur mit einem Bein oder Arm, oder nur mit Beinen oder Armen.
- Vor allem im Stand ist es einfacher, das Gleichgewicht zu halten, wenn nur mit den Armen gearbeitet wird.

2.7 „Positioniere mich" – Eigenwahrnehmung im Raum

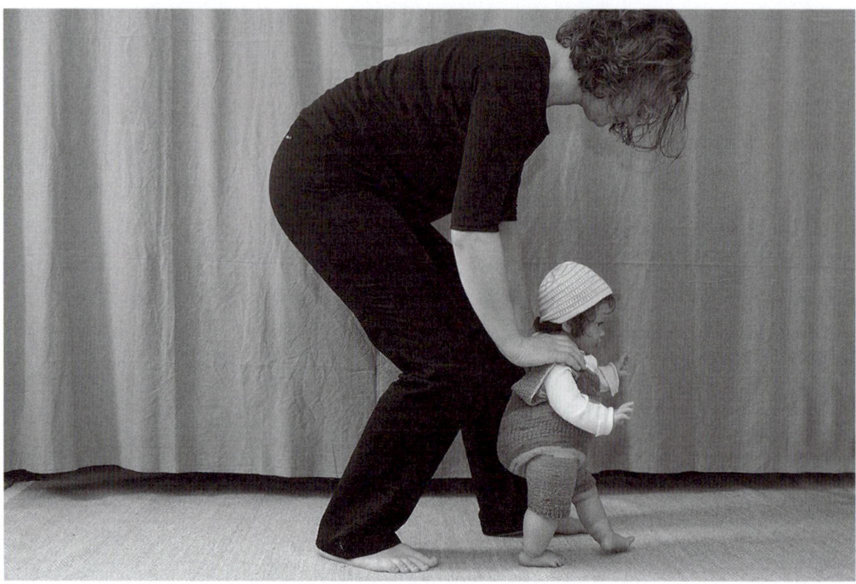

Abb. 2.11: Positionierung im Raum – stehend

Materialinfo   Partnerübung.
Platz im Raum.
Bei Bedarf Hocker/Stuhl.

Zielausblick   Ziel dieser Übung ist es, die eigene Position im Raum wahrzunehmen.
Gleichzeitig wird der Bezug zum Umfeld, zu anderen Personen oder Gegenständen wahrgenommen. Wo stehe ich? Wie und wo stehen andere?

Hintergrund   Im Fokus dieser Übung steht die Eigenwahrnehmung.
Die Position des eigenen Körpers im Raum und die Orientierung sowie auch die Orientierung am eigenen Körper. Wie stehen die Gelenke? Wie fühlt sich diese Gelenkstellung an?
Damit wird die Tiefensensibilität bewusst angesprochen (siehe mehr dazu in ▶ Kap. 2.1 Wahrnehmung).
Bewusstes Hineinspüren in den Körper und das Folgen von Aufgabenstellungen werden durch die Steuerung über Körperkontakt vermittelt.

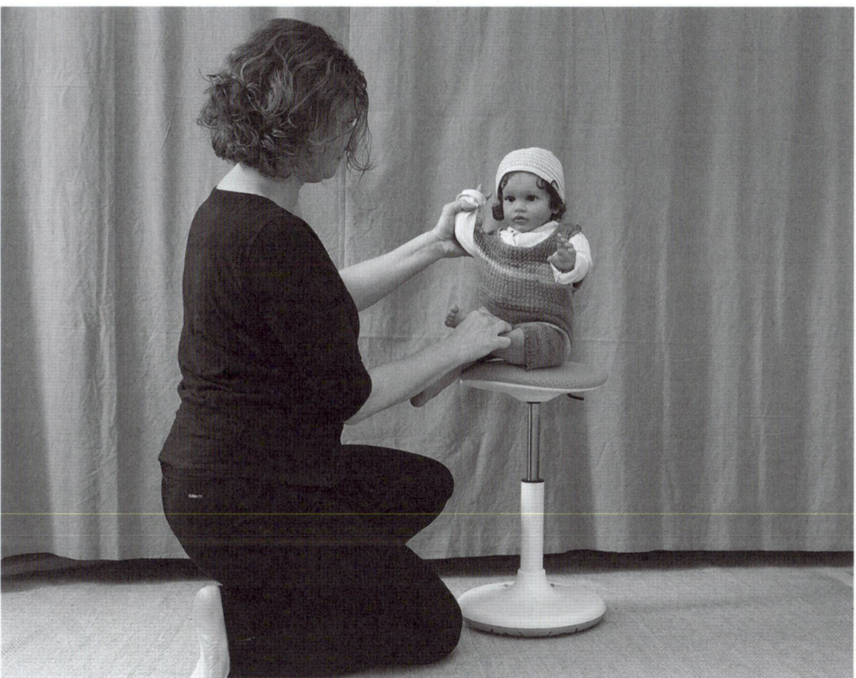

Abb. 2.12: Positionierung – Gelenkeinstellung im Sitz

Das Kind wird mittels konstanter Berührung an beiden Schultern durch den Raum geführt (▶ Abb. 2.11).

Übungsaufbau

Um Richtungswechsel anzuzeigen, wird sanft auf eine Schulter geklopft: zum Beispiel rechte Schulter für Rechts-Abbiegen. Das Kind soll nach einiger Zeit der Navigation durch den Raum stehen bleiben. Dazu gleichzeitig beidseits sanft auf die Schultern klopfen.

Dann wird aus dem Kind eine Skulptur geformt, indem die Gelenke sanft mit beiden Händen des führenden Partners umgriffen werden und beispielsweise das Kniegelenk im rechten Winkel angewinkelt wird und der Fuß somit in der Luft ist. Ein Arm kann vor den Köper, der andere in die Luft bewegt werden.

In der Skulpturenposition einen Moment innehalten und den Positionen der Gelenke nachspüren.

Die Positionen müssen an die motorischen Fähigkeiten des Übenden angepasst sein. Er soll sich wohl und sicher fühlen.

Zu beachten

- Die Positionen in den Gelenken können auch sitzend eingestellt werden (▶ Abb. 2.12).

Variationen

- Mit geschlossenen Augen kann in die Körperposition hineingespürt werden, um die Vorstellungskraft und das Gespür für den eigenen Körper zu trainieren.
- Beim Gehen durch den Raum kann das Tempo durch doppeltes Schulterklopfen beschleunigt und durch leichten Zug an beiden Schultern nach hinten verlangsamt werden.

3 Koordination

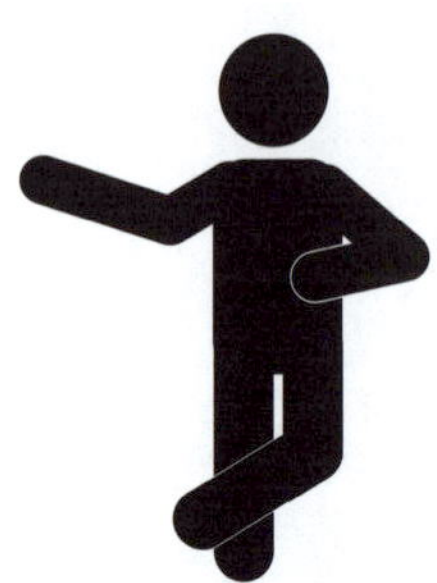

3.1 Anatomische und physiologische Gegebenheiten

Das Kleinhirn, von vielen parallelen, feinen Windungen und Furchen an seiner Oberfläche geprägt, befindet sich in der hinteren Schädelgrube. Es ist durch verschiedene Nervenbahnen mit dem darüber liegenden Mittelhirn und dem darunter liegenden Rückenmark sowie auch mit dem Großhirn und dem Gleichgewichtsorgan verbunden. So wird es zum koordinativen motorischen Zentrum. Es reguliert die Grundspannung der Muskulatur und stimmt Bewegungen aufeinander ab. Dazu erhält es ständig Rückmeldung aus den Muskelspindeln und Sehnenrezeptoren (siehe auch ▶ Kap. 2.1 Wahrnehmung). Über Informationen aus dem Gleichgewichtsorgan steuert es die benötigten Körperstellungen.

Nun wissen wir, wo die Koordination abläuft. In diesem Kapitel wollen wir diese trainieren.

Besonderheiten der Koordination im Autismus-Spektrum

Es gibt die Annahme, dass das Kleinhirn bei Menschen im Autismus-Spektrum kleiner und daher weniger ausgeprägt ist in seiner Arbeitsweise. Bei der Forscherin Temple Grandin zeigen Aufnahmen ihres Kleinhirns mittels Kernspintomografie beispielsweise eine kleinere Fläche als gewöhnlich auf (Grandin, 2024).

Die Forschung weist darauf hin, dass 50–90 % aller Menschen mit Asperger-Syndrom motorische Koordinationsschwierigkeiten haben (Attwood, 2022).

Bei Kleinhirnbeeinträchtigungen oder beeinträchtigter Arbeitsweise können Koordination, Muskelkraft, Muskelreflexe und Muskelspannung abgeschwächt sowie das Gleichgewicht verändert sein.

So schreibt Tony Attwood (2022, S. 120) treffend: „Eltern und Lehrer müssen sich im Klaren darüber sein, das hier ein physiologisches Problem vorliegt, nicht etwa Trägheit."

3.2 „Schwungvoll" – Arm- und Beinschwünge für koordiniertes Gehen

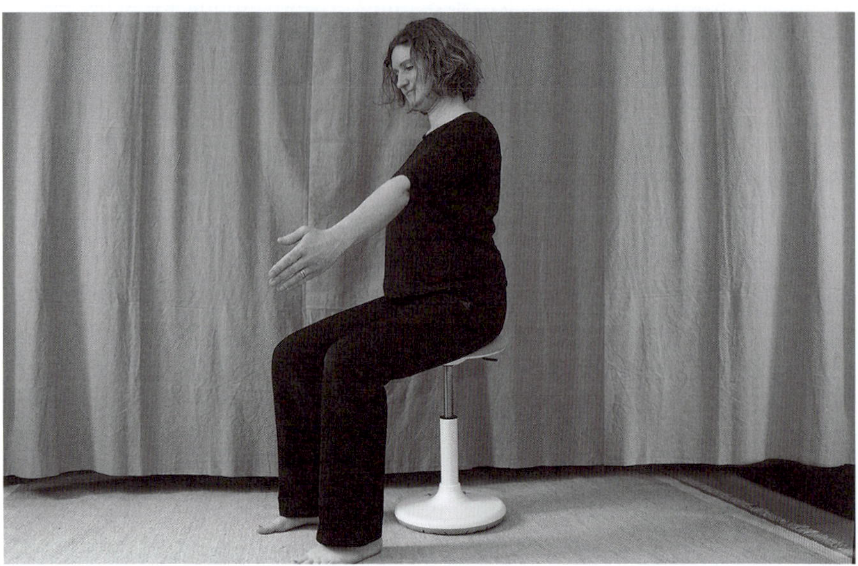

Abb. 3.1:   Armschwung im Sitzen

Materialinfo

Platz im Raum.
Bei Bedarf Hocker/Stuhl.

Zielausblick

Diese Übung fördert ein gesundes Gangbild. Zum koordinierten, also optisch flüssigen Gehen, gehört das Mitschwingen der Arme dazu.

Zudem regt die Übung beide Gehirnhälften an und fördert die Vernetzung. Dies ist wichtig, um Wissen zu speichern und eine gute Denkleistung zu erzielen.

Auch das koordinative Rhythmusgefühl wird trainiert.

Hintergrund

Es kann sein, dass das Gangbild bei Menschen im Autismus-Spektrum in der Fortbewegung plump wirkt. Dies kann an mangelnder Mitbewegung der Arme beim Gehen oder fehlender Koordination zwischen oberen und unteren Extremitäten, also Armen und Beinen, liegen (Attwood, 2022). Die folgende Übung möchte in Teilschritten die dazu notwendigen koordinativen Bewegungen trainieren, damit der Gang weich und fließend aussieht.

Übungsaufbau

Es wird stehend mit beiden Armen geschwungen, um die Mitbewegung der Arme im Gang vorweg zu üben. Dies geschieht zunächst symmetrisch. Das heißt, beide Arme schwingen gleichzeitig vor und zurück.

Danach macht ein Arm Pause und nur eine Seite pendelt zwischen vorne und hinten.

Dann hat die soeben geübte Seite Pause und der andere Arm ist an der Reihe. Meist ist dies ein Schultergürtel lösender und einfacher Auftrag.

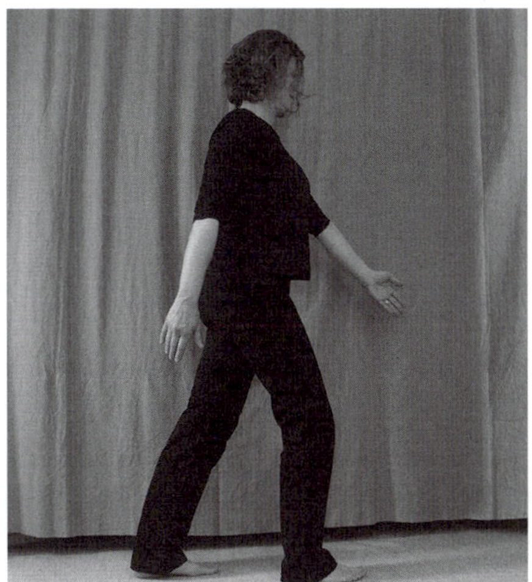

Abb. 3.2: Alternierender Gang

Nun wird es schwieriger. Im Folgenden werden beide Arme gegeneinander geschwungen. Einer startet vorne und einer hinten, das geht meist am einfachsten zu koordinieren.

Übt man gemeinsam, ist es empfehlenswert, dass die Übungspartner mit genügend Abstand nebeneinanderstehen. Dann kann man sich im koordinativen Rhythmus unterstützen, beziehungsweise das Kind den Erwachsenen nachahmen, damit es die Orientierung der Abläufe behält.

Nach kurzer Pause geht man in großen Schritten durch den Raum. Gelingt dies flüssig, wird versucht, die Arme alternierend, das bedeutet entgegengesetzt zu den Beinen, dazu zu schwingen. Beispiel: Macht der rechte Fuß einen Schritt nach vorne, schwingt der linke Arm gleichzeitig mit vor (▶ Abb. 3.2). Danach erfolgt der Seitenwechsel, der linke Fuß macht den Schritt nach vorne, der rechte Arm schwingt mit vor. Gleichzeitig geht der andere Arm dabei leicht nach hinten.

Immer wieder kurze Pausen nach Bedarf einlegen, nochmals alle Körperteile entsprechend ordnen und wieder mit dem alternierenden Gang starten. Manchmal kann es für die Koordination auch leichter fallen, einfach zügig zu gehen und die Arme mitschwingen zu lassen, ohne viel dabei zu denken. Oft, und gerade nach den isolierten Vorübungen, ordnen sie sich fast automatisch in das Gangbild ein, wenn keine größere körperliche Blockade vorliegt.

Die Freude an der Bewegung nicht verlieren. Die Übung kann zunächst durch ihre Komplexität frustrieren. Die großen Schritte helfen dabei, etwas Zeit und Raum für die Armschwünge zu gewinnen.
Zu beachten

- Die Armschwünge sind auch im Sitzen durchführbar (▶ Abb. 3.1).
- Allein ist diese Übung ebenfalls möglich. Ein großer Spiegel kann als Orientierung helfen, wenn das Spiegelbild nicht ablenkt.
- Das Gangbild kann wie in der Übung beschrieben aufgeteilt werden. In isolierte Armschwünge und zunächst nur große, bewusste Schritte.
- Eventuell bringt Musik mehr Bewegungsfluss, sie kann aber auch ablenken.

Variationen

3.3 „Ballspiel" – ein Aufbau

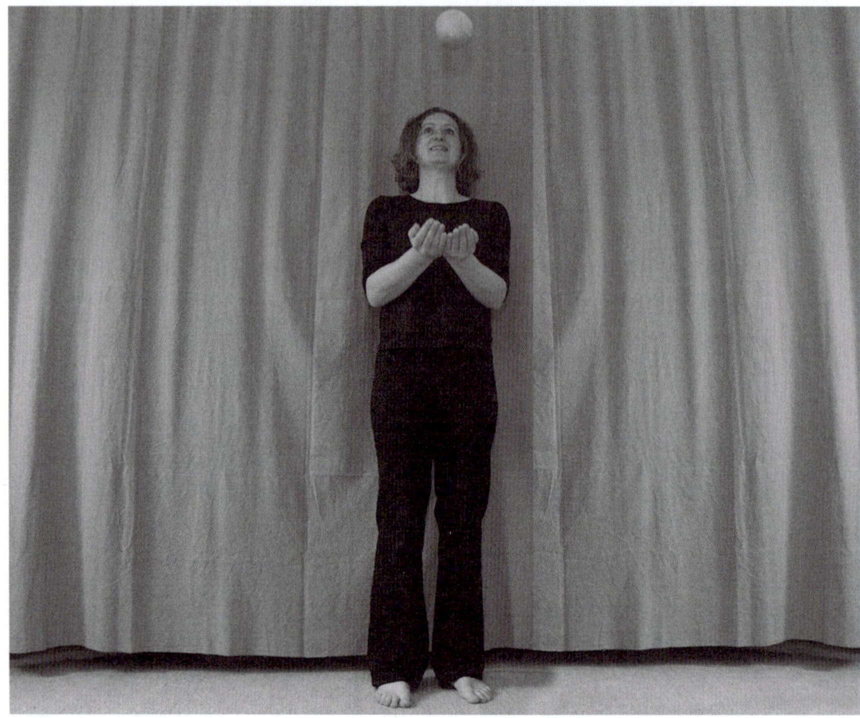

Abb. 3.3: Beidhändig Ball nach oben spielen – Blick folgt der Bewegung

Materialinfo   Ball, gegebenenfalls einen Partner.

Zielausblick   Diese Übung soll die Teilhabe an der Gesellschaft fördern, indem sie die Freude an sportlichen Aktivitäten mit dem Ball durch Erfolgserlebnisse und gezielte aufbauende Abläufe schult.
Auge-Hand-Koordination und motorische Geschicklichkeit werden erarbeitet.

Hintergrund   Oft entsteht für Kinder im Autismus-Spektrum eine Unlust am Schulsport oder auch ein Unwohlsein auf dem Pausenhof, da Ballspiele von klein auf zu den grundlegenden Spielen und Sportarten gehören, mit denen sich Kinder in der sozialen Gruppe beschäftigen. Durch mangelnde Koordination, sei es der Auge-Hand-Koordination zum Abwurf auf ein Ziel, oder durch das erschwerte Koordinieren der Körperteile untereinander zum richtigen Timing beim Fangen, können Kinder frustrierende Erlebnisse erfahren bis hin zum Ausschluss in der Pause, oder sie werden ungern gewählt in Teams im Sportunterricht oder in der Freizeit.
Daher ist es besonders wichtig, die Ballgeschicklichkeit durch Übung zu verbessern (Attwood, 2022).

40

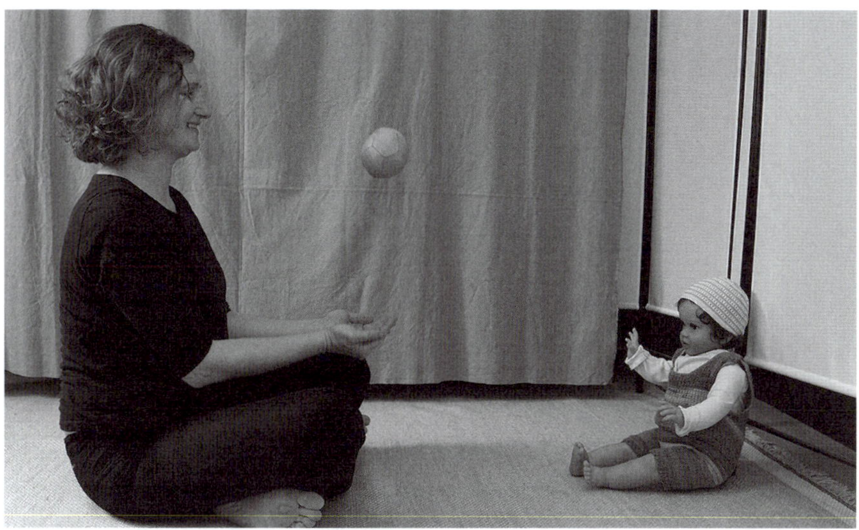

Abb. 3.4:   Ballbogen zwischen zwei Personen – sitzend

Stehend, der Ball liegt in den Handflächen beider Hände. Übungsaufbau

Zunächst wird der begleitende Blick, dem Ball später folgend, geübt. Dazu in die Handflächen auf den Ball blicken, dann nach oben Richtung Decke oder draußen zum Himmel.

Immer wieder wandert der Blick zwischen unten und oben hin und her und visualisiert die kommende Flugbahn des Balls.

Anschließend beginnen, den Ball leicht in der Handfläche auf und ab hüpfen zu lassen.

Die Augen folgen seinen Bewegungen. Die Flugbahn des Balls kann immer höher steigen, er wird von den Augen begleitet und landet wieder in beiden Händen (▶ Abb. 3.3).

Das Übungsniveau an die Fähigkeiten des Kindes anpassen und diese mit viel Ge- Zu beachten
duld und abwechslungsreichem Ballspiel erweitern.

- Der Einstieg der Ballübung ist auch gut im Sitzen möglich, gerade wenn es Variationen
  Schwierigkeiten bereitet, das Gleichgewicht zu halten. Ausgleichende Reaktionen zum Fangen erschweren sich dadurch allerdings.
- Der Aufbau kann gesteigert werden, indem der Ball dann in kleinem Bogen von der einen in die andere Handschale fliegt, wieder mit den Augen begleitet.
- Als Partnerübung kann der Ball zunächst beidhändig, später einhändig in großem Bogen hin- und hergeworfen werden (▶ Abb. 3.4).
- Zu beachten ist vor allem beim Abwurf das Visualisieren des Ziels, um die richtige Kraft für die passende Distanz zu dosieren.
- Beim Fangen mit beiden Händen kommt es auf das rechtzeitige Schließen beider Hände an. Häufig erfolgt das Timing zu spät und der Ball rutscht zwischen den Händen durch.

3.4 „Schulterroller" – für verbesserte Hand- und Armkoordination

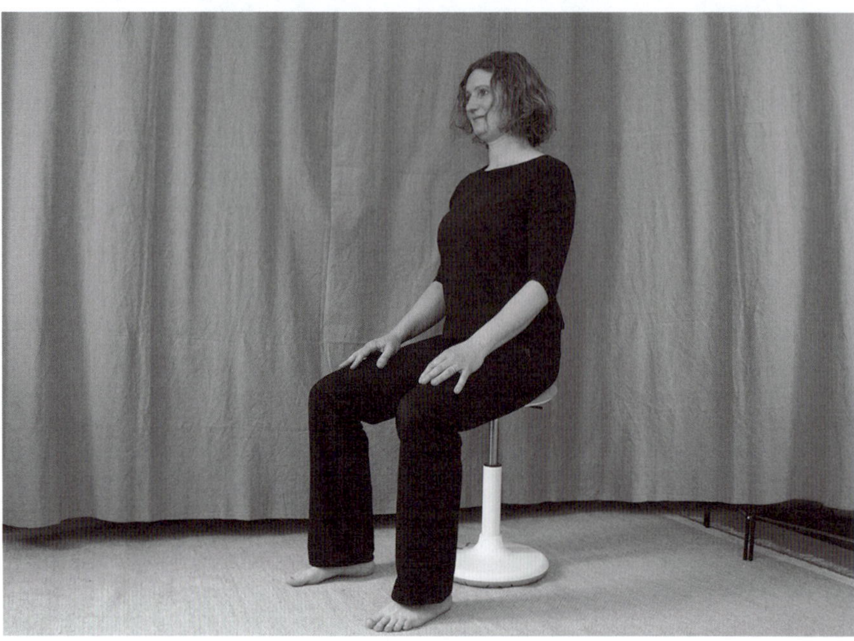

Abb. 3.5: „Schulterroller" – sitzend eine Schulter kreisen

Materialinfo Stuhl/Hocker.

Zielausblick Das Schriftbild soll verfeinert werden und zu einer gut leserlichen Schrift führen.

Verbesserung der motorischen Fertigkeiten durch einen entspannten Schultergürtel.

Vereinfachte Stiftführung. Mehr Freude am Malen und Schreiben.

Hintergrund Durch die Mühen mit der Koordination, insbesondere der Feinmotorik, der zu dosierenden Kräfte beim Führen des Stifts und auch durch das wechselnde Spannungsverhalten zwischen meist angespannter Muskulatur aber zu lockerer Gelenkführung, kann die Schrift von Menschen im Autismus-Spektrum schwer lesbar sein.

Gerade ein Kind im Schulalter ist häufig mit dem Schreiben konfrontiert. Lehrpersonen haben eventuell Mühe mit dem Schriftbild. Das Kind ist sich häufig seiner schlechten Handschrift bewusst und vermeidet, wenn möglich, Aufgaben mit viel Schreiben (Attwood, 2022).

Die Bewegung durch diese Übung bringt Durchblutung und Bewusstsein in die Schulterblattregion und lässt diese geschmeidiger werden. Dadurch löst sich der sogenannte Schultergürtel und der Arm mit der Hand bekommt wieder mehr Freiheit, um filigrane Tätigkeiten wie das Schreiben durchzuführen.

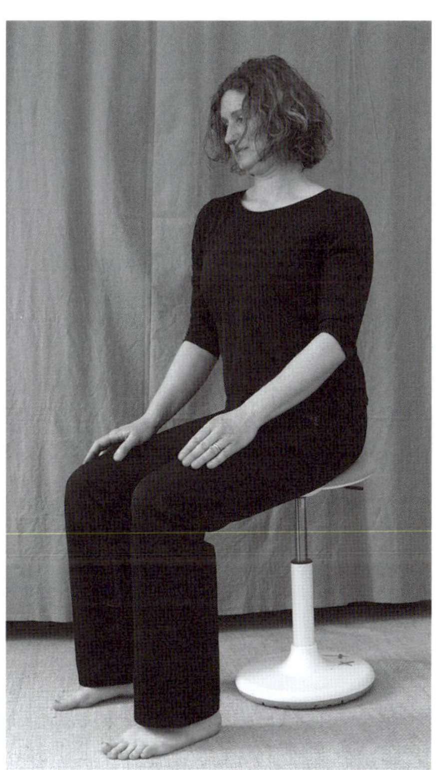

Abb. 3.6: „Schulterroller" – Schultern alternierend kreisen

Übungsaufbau

Sitzend, die Arme entspannt auf die Oberschenkel oder falls vorhanden auf einen Tisch vor sich ablegen. Nun eine Schulter nach hinten kreisen (▶ Abb. 3.5). Die Arme bleiben locker liegen, der Rumpf ist entspannt. Die Schultergelenkkugel rollt isolierte Kreise auf dem Körper, nimmt das Schulterblatt durch seine Anbindung sanft mit und massiert und entspannt es somit. Du kannst dir ein rückwärts rollendes (Auto-)Rad vorstellen.

So lange mit dem Kreisen fortfahren, wie es sich angenehm oder bis es sich gelöster in der Schulterblattregion am Rücken anfühlt. Dann auf die andere Seite wechseln.

Zu beachten

Sich während der Übung nicht mehr zu verspannen durch zu starke Fokussierung auf den Ablauf. Wenn das Schulterblatt und die Nackenregion sehr verspannt sind, dauert es eine Weile, bis der Ablauf geschmeidig wird. Lieber sanft mit vielen Wiederholungen arbeiten. Man kann nicht viel verkehrt machen.

Variationen

- Zur Steigerung kannst du mit beiden Schultern im gleichen Rhythmus nach hinten rollen und anschließend weiter den Ablauf erschweren, indem du alternierend, also wechselseitig, kreist. Das bedeutet, eine Seite startet vorne, die andere hinten mit der Kreisbewegung (▶ Abb. 3.6).
- Das Schulterkreisen ist auch im Stand oder im Gehen möglich. Es ist sinnvoll, die Übung häufig über den Tag verteilt einzubauen, um die Entspannung in der Schulter-Nacken-Region zu erhalten. Möglichkeiten ergeben sich beim Warten an der Kasse oder der Bushaltestelle, beim Spaziergang oder immer wieder halbstündlich eingebaut, zum Beispiel mit einem Weckersignal zwischen den Hausaufgaben oder bei der Computerarbeit.

3.5   „Standhaft" – Beinachsentraining

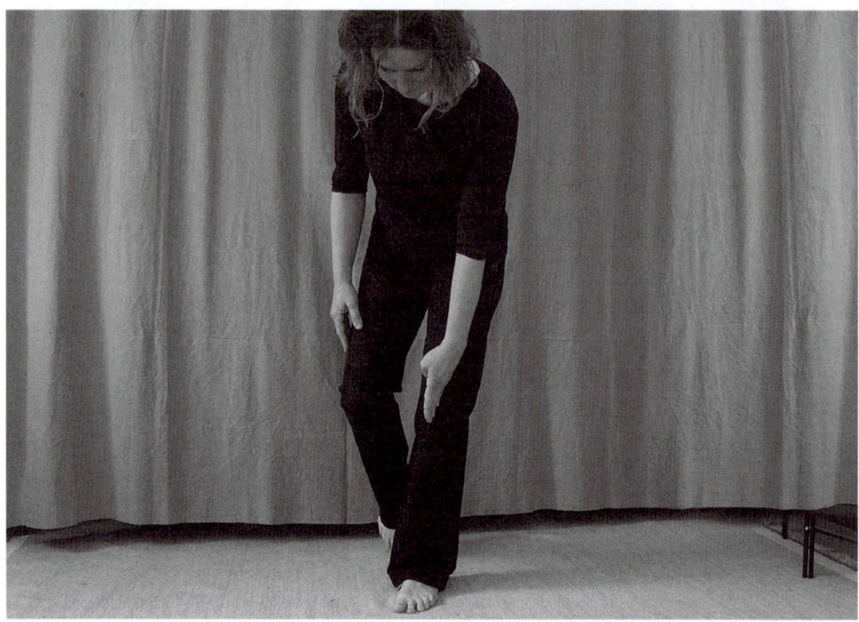

Abb. 3.7:   Einbeinstand – Achse

Materialinfo   Kein Material erforderlich. Evtl. ein großer Spiegel.

Zielausblick   Stabiler, gelenkschonender Stand.
Sicheres Gehen. Balance und Gleichgewicht trainieren.

Hintergrund   Diese Übung vermittelt spielerisch motorisches Geschick. Sie unterstützt dabei, standhaft zu bleiben, auch wenn ablenkende Bewegungen oder im Alltag kleine Stolpersteine im Weg liegen. Sie bewahrt so vor vermehrtem Stürzen und gibt dem Kind durch ein geübtes Gleichgewicht Freude an der Bewegung, auch auf Spielplätzen oder in Turnhallen. Mehr dazu in ▶ Kap. 4.

Übungsaufbau   Stehend, hüftbreiter Stand (eine Faustbreite passt zwischen die Knie). Die Zehen schauen nach vorne, die Mitte der Kniescheibe ist über den 2. Zeh gerichtet, das Kniegelenk ist über dem Knöchel positioniert, sodass die Zehen zu sehen sind (▶ Abb. 3.7, siehe auch ▶ Kap. 2.2). Das ist die Beinachse.
Nun beginnst du, einen Fuß vom Boden zu lösen und ihn vor- und zurückzubewegen. Die Ferse trifft vorne auf den Boden (▶ Abb. 3.8), die Fußspitze hinten. Du machst quasi Schritte auf der Stelle, aber nur mit einem Bein, während das andere fest verwurzelt in seiner Achse stabil stehen bleibt, ohne mitzuwackeln. Dies benötigt auf der Standbeinseite gute Muskelkraft, die dich später stabil hält und vor Stürzen schützt. Bei Bedarf kannst du dich leicht an deinem Übungspartner, einer Wand, einem Tisch oder an einem anderen festen, hohen Gegenstand halten, um nicht das Gleichgewicht zu verlieren.

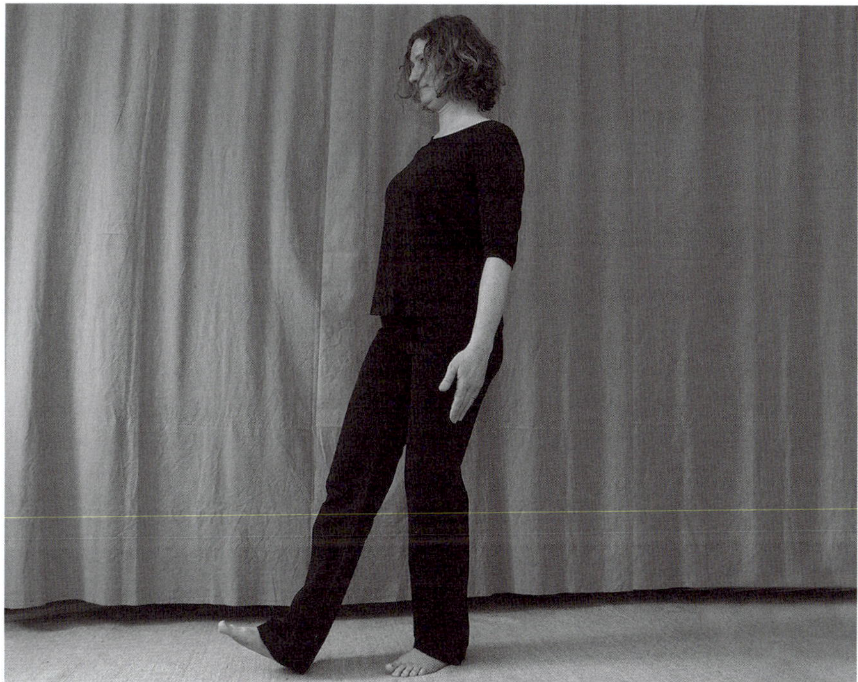

Abb. 3.8: „Standhaft" – Ferse vorne

Bist du allein am Üben, kann dir ein großer Spiegel optische Rückmeldung über deine Beinachse und die Stabilität (ohne Wackeln) geben. Übst du mit einem Partner, kann er dir Rückmeldung geben und stützend oder motivierend zur Seite stehen.

Wechsle nach einigen Wiederholungen die Beine in ihrer Position und wenn es gut gelingt, wähle Variationen.

Das Standbein bleibt ganz stabil in seiner Achse stehen, gerade wenn ablenkende Impulse durch Bewegungen des anderen Beines entstehen.

Ziel ist es, diese Übung ohne Festhalten durchführen zu können, da du vermutlich beim Gehen unterwegs auch keine Stütze benötigst. So sollen deine Beine diese stabilisierenden Kräfte entwickeln.

Zu beachten

- Der Schritt vor und zurück kann vergrößert werden.
- Das Spielbein (freies Bein) kann statt vor und zurück auch ein Dreieck tippen. Dazu mit der Fußspitze vorne – seitlich – hinten tippen, ohne dich beim Standbein aus der Ruhe bringen zu lassen.
- Auch ein Kreis oder eine Acht kann mit dem freien Fuß in der Luft über den Boden gezeichnet werden.

Variationen

3.6 „Handkraft" – Hand- und Fingerkoordination für eine stabile Schrift

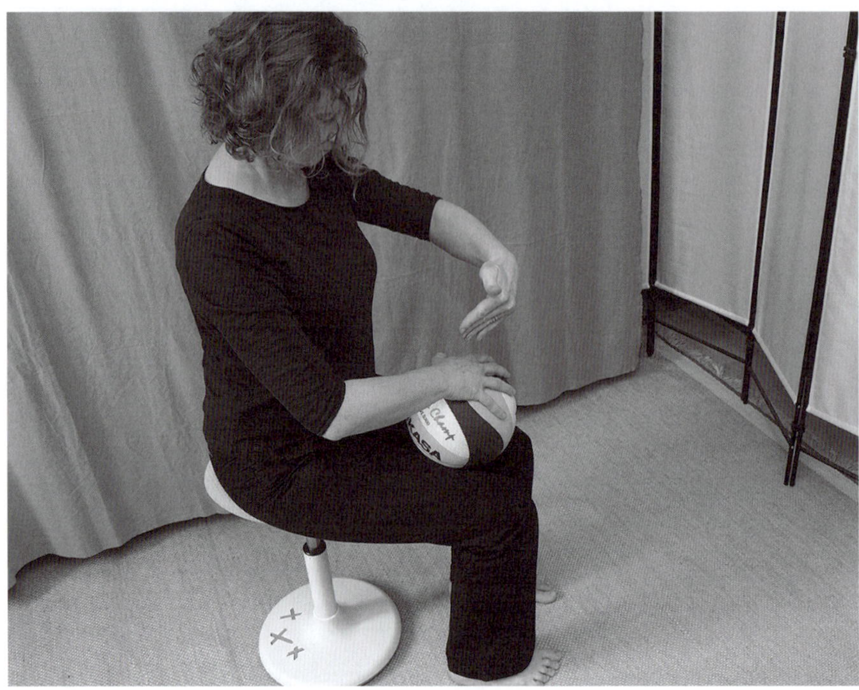

Abb. 3.9: Handtellerstütz auf Ball

Materialinfo Wenn möglich großer Ball (Basketball), Stuhl/Hocker, evtl. Tisch.

Zielausblick Das Ziel ist eine stabile Schrift. Der Handteller und die Fingermuskeln werden gekräftigt und stabilisiert. Somit wird einer möglichen Überbeweglichkeit von Gelenken entgegengewirkt.

Hintergrund Im Autismus-Diagnoseverfahren werden häufig lockere Gelenke beobachtet. Der Zusammenhang ist noch nicht klar (Attwood, 2022). Jedenfalls können diese instabilen Gelenke einen Grund darstellen, weswegen das Kind den Stift schlecht greifen und führen kann und somit zu unleserlicher Handschrift und Missmut gegenüber dem Malen und Schreiben neigt. Auch ist im Sinne einer Arthroseprophylaxe die Stabilisation der Fingergelenke sinnvoll, um Überbeweglichkeit und damit übermäßiger oder unsachgemäßer Abnutzung entgegenzuwirken.

Übungsaufbau Ball auf dem Boden oder im Sitzen auf die Oberschenkel platzieren. Eine Hand legt sich flächig von oben mittig auf den Ball. Der Handteller passt sich ganz dem großen Ball an und wölbt sich sanft wie dieser (▶ Abb. 3.9). Als Bild kannst du dir eine Bärentatze vorstellen. Der Mittelfinger stellt die Verlängerung des Unterarmes dar. Das ist die Arm-Hand-Achse. Die Finger sind leicht gefächert. Nun drückt die Hand flächig in den Ball, ohne ihre Position zu verändern. Dies nennt man stati-

46

sche Muskelkraft. Kurzes Anspannen. Dann wieder entspannen. Mehrmals hintereinander wiederholen, solange es deine Kraft zulässt und deine Hand ruhig die Position halten kann. Der Kopf speichert das Gefühl der Handwölbung und der Stabilität.

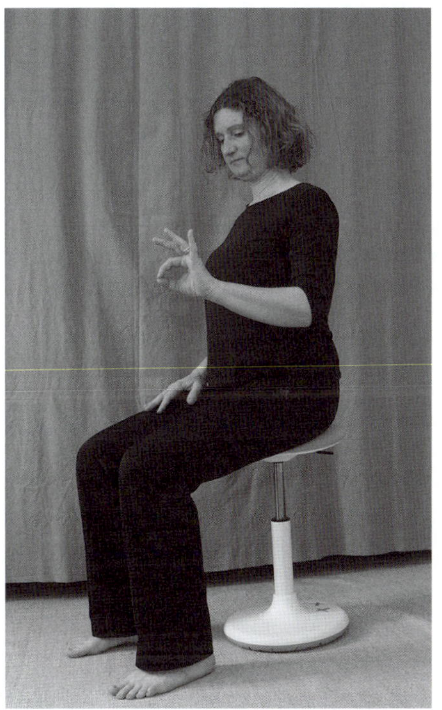

Abb. 3.10: Fingerkoordination

Hast du beide Hände auf den Ball gestützt, schüttelst du sie anschließend zum Locker-Werden mehrfach aus.

Dann folgt ein Fingerspiel zur Stabilisation.

Nun drückst du jeden Finger einer Hand mit seiner Fingerspitze, der sogenannten Fingerbeere, gegen die Daumenbeere. Dabei bildet sich ein schöner Kreis zwischen dem jeweiligen Finger und deinem Daumen. Alle Gelenke sind gleichmäßig gerundet, keines knickt ein. Als Bild kannst du dir die Geste „ausgezeichnet" (▶ Abb. 3.10) vorstellen.

Wiederhole mehrmals jedes Fingertippen, entweder mehrfach das gleiche Fingerpaar hintereinander oder fortlaufend in der Reihenfolge in mehreren Durchläufen.

Dann wechselst du die Hand.

Diese Übung kannst du überall anwenden, deine Hände hast du ja immer dabei und kannst sie so über den Tag verteilt kräftigen. Bald wirst du eine stabile Stifthaltung feststellen.

Bei der Handtellerstützübung bleibt der Mittelfinger in Verlängerung vom Unterarm.

Bei den Fingerbeerenübungen bilden alle Gelenke einen schönen Kreisbogen.

Zu beachten

- Ist kein Ball vorhanden, oder ist deiner nicht so groß wie deine gewölbte Hand, stütze die Hand auf deinen Oberschenkel oder die Tischplatte, stelle dir die Wölbung des Balls vor und lass etwas Luft zwischen Tischplatte und Hand. Am Oberschenkel passt die Wölbung vielleicht zu deiner Handfläche. Wichtig ist, dass die Gelenke nicht durchhängen/durchdrücken, sondern einen sanften Bogen bilden.
- Die Druckimpulse auf den Ball kannst du variieren: z. B. mit 10 × 3 Sekunden in den Ball drücken beginnen und später die Haltezeit auf 5 Sekunden erhöhen.
- Als Partnerübung kannst du die Handtellerübung auch im Stand durchführen, indem ihr euch gegenübersteht und die Handflächen aneinanderdrückt. Achtet dabei auf die Wölbung in den Händen, das heißt eure Hände liegen nicht flach aufeinander.

Variationen

3.7 „Verwirrungen" – bilaterale Koordination/ Vernetzung der Gehirnhälften

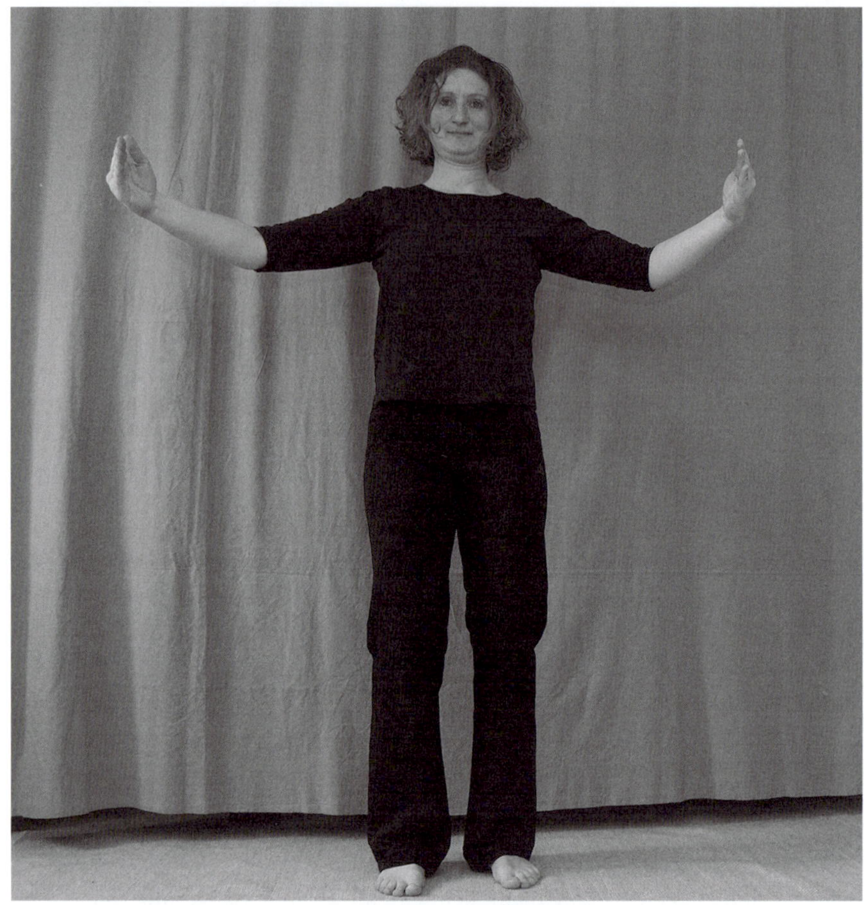

Abb. 3.11: „Verwirrungen" – stehend Kreisbogen zeichnen

Materialinfo   Kein Material benötigt.

Zielausblick   Vernetzung der Gehirnhälften.
Dadurch Anregung für bilaterales, multimodales Arbeiten.
Aber auch Entspannung für den Kopf durch Aktivierung und Austausch zwischen beiden Gehirnhälften.

Hintergrund   Verschiedenen Anforderungen gleichzeitig nachzugehen, fällt Menschen im Autismus-Spektrum häufig schwer. Temple Grandin schrieb: „Was ich nicht kann, ist die Bewegung zweier oder mehrerer Hebel gleichzeitig zu koordinieren" (Attwood, 2022, S. 115).

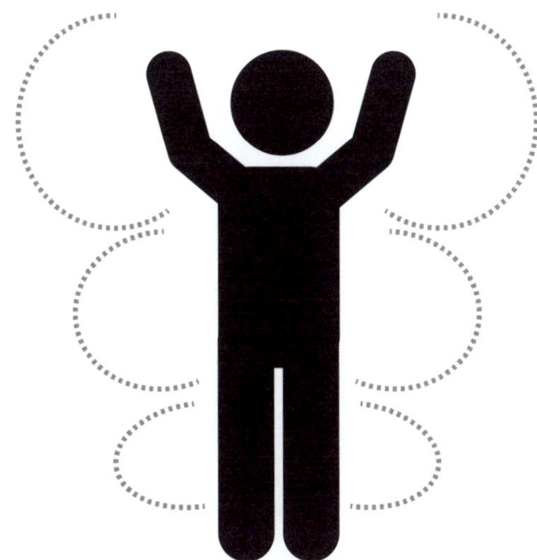

Abb. 3.12: Blumenbewegung

Im Stand starten beide Hände über dem Kopf und zeichnen gleichzeitig einen Halbkreisbogen in die Luft, sodass ein Kreis vor dem Körper entsteht. Nun die Bewegung von unten zurück über den Kopf führen und mehrfach den schönen Halbkreisbogen hin und her skizzieren (▶ Abb. 3.11).

Zur Steigerung eine Blume in die Luft malen (▶ Abb. 3.12) oder aus dem Kreis eine 8 machen. Der Kreuzungspunkt der 8 liegt ungefähr auf Halshöhe. Dabei überkreuzen dann die Hände im unteren Bereich die Seite und kommen am Wendepunkt auf Bauchnabelhöhe wieder zurück auf ihre Seite.

Mehrfach schwungvoll die Zeichnungen wiederholen.

Möglichst symmetrische Übungen auf beiden Körperseiten durchführen.
Freude und Fantasie freien Lauf lassen.

Zur Steigerung können auch die Beine miteinbezogen werden.

- Im Sitzen können mit Beinen und Füßen symmetrische Übungen gezeichnet werden. Beispiele von den Armübungen (siehe oben) können übernommen werden. Es kann in die Luft oder auf den Boden skizziert werden.
- Auch Übungen zwischen Arm und Bein mit Überkreuzungen bieten sich zur Vernetzung der Gehirnhälften an.

Übungsbeispiel im Sitz: Rechte Hand auf linkes Knie legen und gleichzeitig den linken Arm zur Decke strecken. Dann schnellstmöglicher Wechsel: Linke Hand auf rechtes Knie, rechter Arm hoch zur Decke. Mehrfach wechseln, bis der Kopf eine Pause braucht.

Anstelle der Hand kann auch der gegenüberliegende Fuß versuchen, das Knie zu erreichen, während die gleichseitige Hand zum Knie sich zur Decke streckt.

Der Fantasie sind keine Grenzen gesetzt.

Übungsaufbau

Zu beachten

Variationen

4 Balance

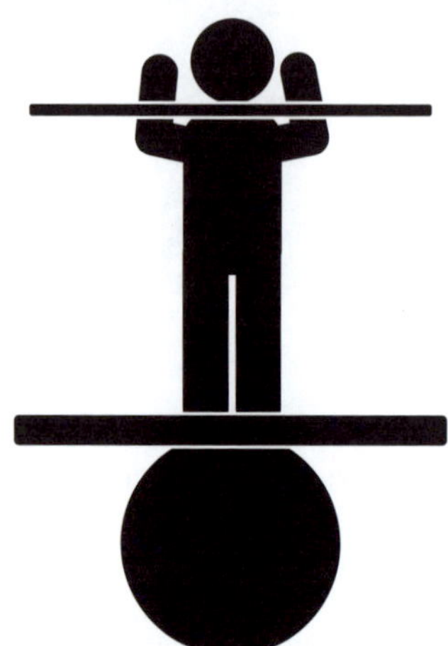

4.1 Anatomische und physiologische Gegebenheiten

Das Gleichgewichtsorgan liegt zusammen mit dem Hörorgan in der Felsenbeinpyramide im Schläfenknochen. Im sogenannten Vorhof und den Bogengängen, die das Gleichgewichtsorgan bilden, liegen Sinneszellen zur Wahrnehmung der Körperlage und Körperbewegung im Raum.

Der Gleichgewichtssinn ist mit anderen Sinnesorganen wie Auge, Ohr und Tiefensensibilität an der Orientierung im Raum beteiligt. Auch bei der Aufrechterhaltung von Körper und Kopf, ob in Ruhe oder in Bewegung, wirkt er mit.

Der 8. Hirnnerv (Nervus vestibulocochlearis) stellt die Informationsübertragung zum Gehirn her. So kommt es dann zu entsprechenden körperlichen Gleichgewichtsreaktionen. Das Großhirn stellt die bewusste Wahrnehmung der Positionen dar und leitet bei Bedarf Änderungen ein. Das Kleinhirn hilft, die richtige Muskelspannung, -kraft und -koordination zu dosieren (siehe auch ▶ Kap. 3.1 Koordination).

Besonderheiten der Balance im Autismus-Spektrum

Wie schon im ▶ Kap. 3.1 zu Besonderheiten der Koordination beschrieben, ist das Gehirn bei Menschen im Autismus-Spektrum wahrscheinlich anders ausgeprägt. Das beschriebene kleinere Kleinhirn wie auch vermutete Veränderungen im Schläfenbein (Sitz des Gleichgewichtsorgans) und Stirnbein (Attwood, 2022) machen verständlich, weswegen es autistischen Personen schwerfallen kann, körperlich in Balance zu bleiben. Daher braucht es auch für Kinder Verständnis, dass sie in der Turnhalle oder auf dem Spielplatz auf erschwerte Situationen gegenüber Gleichaltrigen treffen können. Es benötigt vor allem Ermutigung, Hilfestellung und viele wiederkehrende Übungen, die das Gleichgewicht fördern und herausfordern.

Viel Freude beim Ausprobieren auf den nächsten Seiten.

4.2 „Seiltanz" – Balancevariationen/Tandemgang

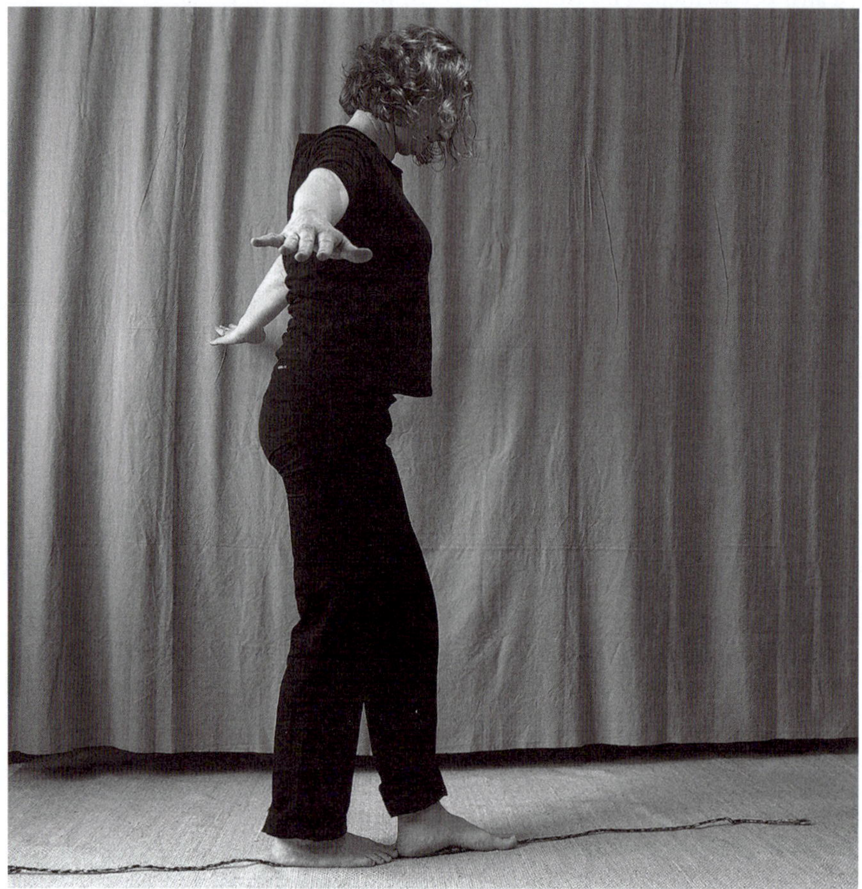

Abb. 4.1:   Auf dem Seil balancieren

Materialinfo   Seil, wenn vorhanden.

Zielausblick   Gleichgewichtstraining. Fuß vor Fuß setzen können (Tandemgang), ohne zu wackeln.

Hintergrund   Balance halten kann aufgrund der Kleinhirnstruktur (▶ Kap. 4.1) und verschiedenen Spannungszuständen im Körper (▶ Kap. 3.1) sowie dem Abdriften der Gedanken und einer andersartigen Reizverarbeitung eine Schwierigkeit für Menschen im Autismus-Spektrum darstellen.

Teilhabe an Sport- und Freizeitaktivitäten sowie Sturzprophylaxe lassen sich mit den Übungen positiv beeinflussen.

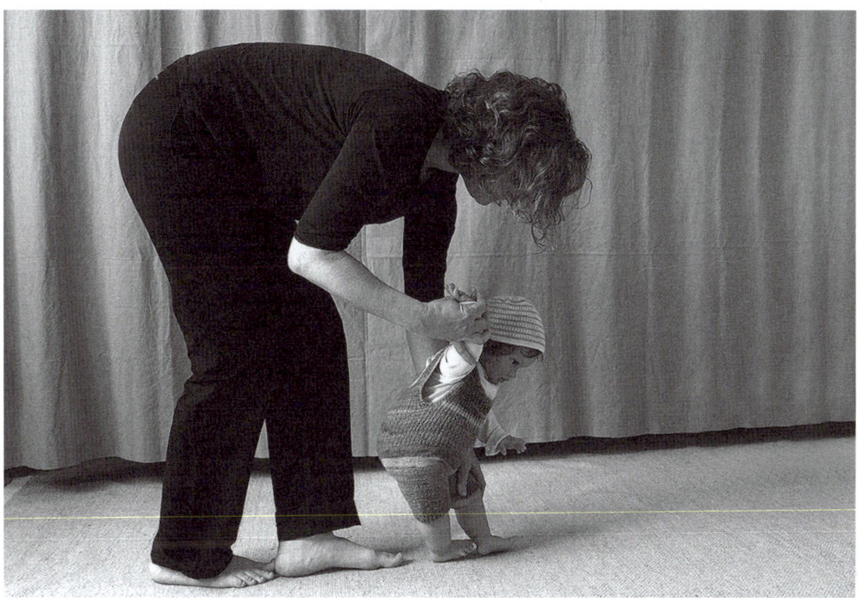

Abb. 4.2: Variation ohne Seil

Dein Partner oder du legt ein Seil gerade auf dem Boden aus. Der Partner kann das Zielende des Seiles festhalten, so rollt es dir nicht davon und du hast dein Ziel fest im Blick. — Übungsaufbau

Du startest am anderen Ende und setzt nun Fuß vor Fuß auf das Seil, so dicht, dass die Ferse die anderen Zehen noch berührt. In diesem sogenannten Tandemgang balancierst du bis zum Ende des Seiles (▶ Abb. 4.1). Die Arme können waagrecht zum Balancieren aufgespannt werden. Denke an einen Seiltänzer im Zirkus.

Schultergürtel locker auf dem Körper aufliegen lassen. Atmen nicht vergessen. Dein Blick ist nach vorne auf deinen Zielpunkt gerichtet. — Zu beachten

- Ist kein Seil vorhanden, setzt du Fuß vor Fuß auf einer gedachten Linie (▶ Abb. 4.2). — Variationen
- Falls das schmale Balancieren zu schwierig ist, erweitere deine Gangspur in die Breite.
- Du kannst vom hüftbreiten, normalen Gang deine Spur immer schmäler machen, bis du auf einer gedachten Linie läufst.
- Mit geschlossenen Augen die Seillinie zu bewältigen, ist das Ziel dieser Übung. Dann ist dein Gleichgewichtssinn gut trainiert.

4.3 „Flugzeug" – Balance ohne Absturz/ Standwaage

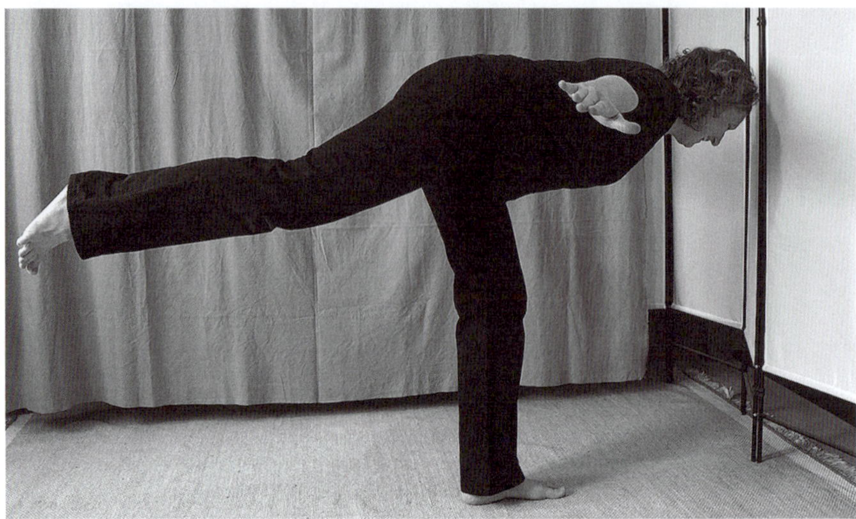

Abb. 4.3: Standwaage in waagrechter Position

Materialinfo Kein Material benötigt.
Evtl. der Partner oder fester Gegenstand als Stütze.

Zielausblick Balance üben.
Mit veränderten Schwerkraftbedingungen zurechtkommen.
Räumliche und körperliche Orientierung behalten.

Hintergrund Eine veränderte Position des Körpers im Raum bringt einen anderen Schwerkrafteinfluss auf das Gleichgewichtssystem (siehe auch ▶ Kap. 4.1). Training in veränderter Raumlage stimuliert die Sinnesrezeptoren anders und erweitert die Trainingsmöglichkeiten.

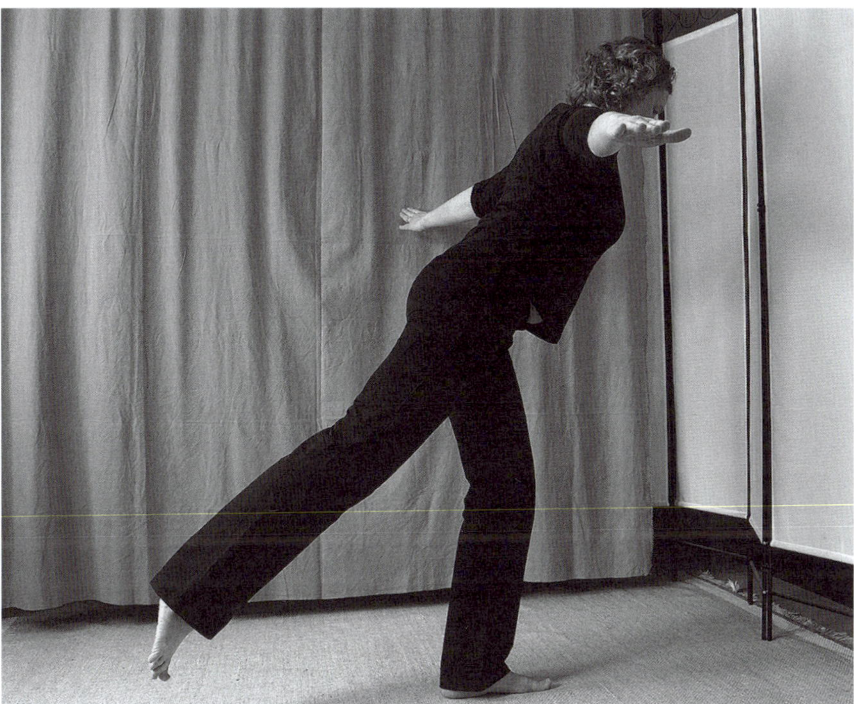

Abb. 4.4: Standwaage modifiziert – flacherer Winkel im Hüftgelenk

Stelle dich auf ein Bein (bei Bedarf mit Abstützen am Partner oder einer anderen stabilen Möglichkeit). Spanne deine Arme nach rechts und links wie Flügel aus. Beuge nun, während du diese Flügel und den Kopf ausgestreckt hältst, deinen Oberkörper nach vorne, bis deine Hüfte im rechten Winkel gebeugt ist und somit dein Oberkörper mit dem Kopf in Verlängerung parallel zum Boden ist (▶ Abb. 4.3). Der Blick richtet sich auf den Boden.

Das ist die sogenannte Standwaage.

Halte diese Position für einige Atemzüge und genieße deinen Flug.

Danach wechsle die Seite und stelle dich auf das andere Bein.

Hüfte und Oberkörper bilden in dieser Flugposition einen rechten Winkel. Der Kopf ist in Verlängerung deiner Wirbelsäule. Die Schultern sind entspannt und dein Atem fließt.

- Ist deine Standwaage noch wackelig, beuge das Hüftgelenk zu Beginn nur wenig (▶ Abb. 4.4) und steigere den Winkel zunehmend bis 90 Grad.
- Bei kleineren Kindern oder großer Unsicherheit kann der Partner unter die Achseln des Übenden greifen und diesen so von der Seite oder von vorne unterstützend halten.

55

4.4 „Storch" – Einbeinbalance/Stabilität

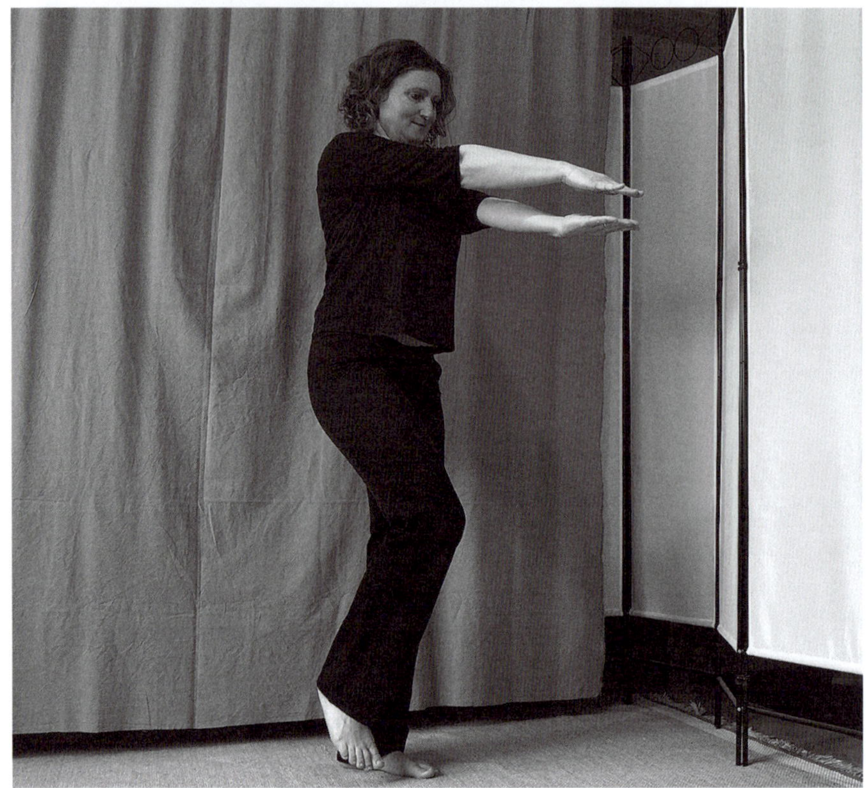

Abb. 4.5: Einbeinstand mit leicht angehobenem Fuß

Materialinfo
Kein Material benötigt.
Evtl. der Partner oder fester Gegenstand als Stütze.

Zielausblick
Balance trainieren.
Sicherheit im Einbeinstand gewinnen.

Hintergrund
Diese Übung schult die Standfestigkeit auch bei ablenkenden Bewegungen.
Somit macht sie das Gehen/Rennen und Spielen sicherer und führt zu mehr Erfolgserlebnissen.

Übungsaufbau
Stelle dir vor, du bist ein Storch oder ein anderes einbeiniges Tier, wie ein Flamingo oder Reiher.
Du verwurzelst gedanklich deinen stehenden Fuß gut im Boden und nimmst den anderen Fuß vom Boden weg (▶ Abb. 4.5). Erst mit wenig Abstand und kurzer Zeitdauer. Dann immer länger werdend und den Fuß höher in die Luft nehmend.

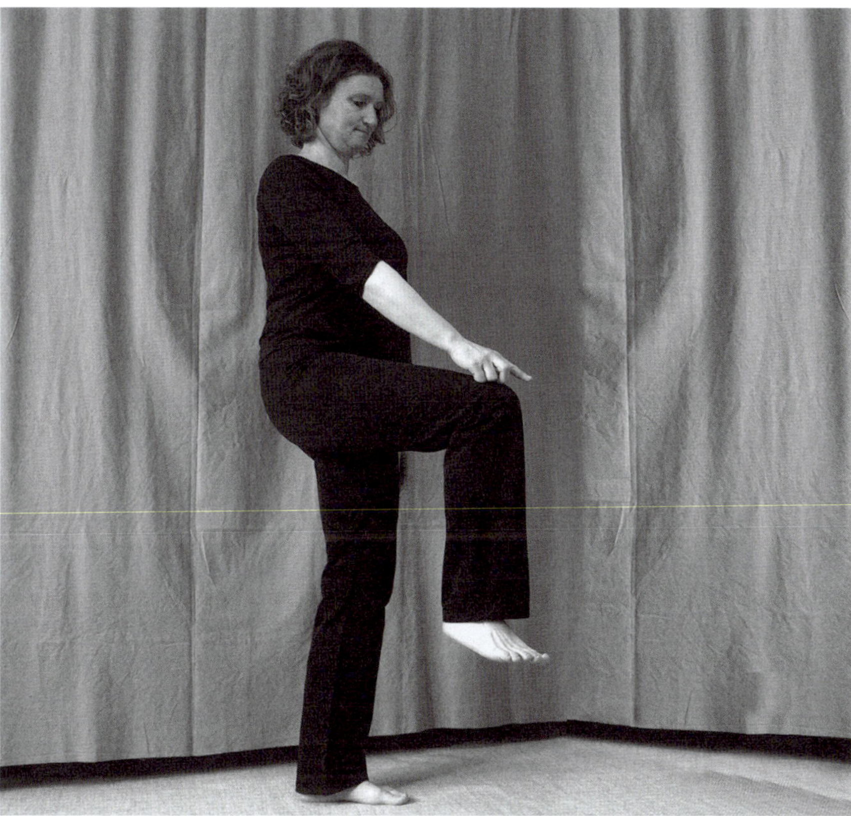

Abb. 4.6:   Einbeinstand mit rechtem Winkel in Knie- und Hüftgelenk

Die Beinachse (Kniegelenk unter der Hüfte, Knöchel unterm Knie positionieren,   Zu beachten
sodass die Zehen zu sehen sind, die Zehen schauen nach vorne, die Mitte der Kniescheibe ist über den 2. Zeh gerichtet) am Standbein stabil halten.

- Stütze dich falls nötig an deinem Partner oder einem festen Gegenstand ab.   Variationen
- Ziehe das Knie des angewinkelten Beines bis zum rechten Winkel in Kniekehle
  und Hüfte hoch (▶ Abb. 4.6).
- Wenn du dich sicher fühlst, hebe und senke das Knie und bringe so Bewegung
  ins Spiel.
- Du kannst mit Knie oder Fuß Formen in die Luft zeichnen, z. B. einen Kreis
  oder eine 8. Stelle dir dabei vor, deine Kniescheibe/Fußspitze ist ein Stift.
- Oder mit ausgestreckten Armen klappern wie ein Storch mit seinem Schnabel
  (Handflächen zusammenklatschen), diese Bewegungen fordern deine Standfes-
  tigkeit heraus.
- Eine andere Möglichkeit ist zu versuchen den Kopf in Richtung unter deinen
  Arm/deine Achsel zu beugen/stecken, wie ein schlafender Flamingo es macht.

4.5 „Seefahrt" – Wackeliger Untergrund

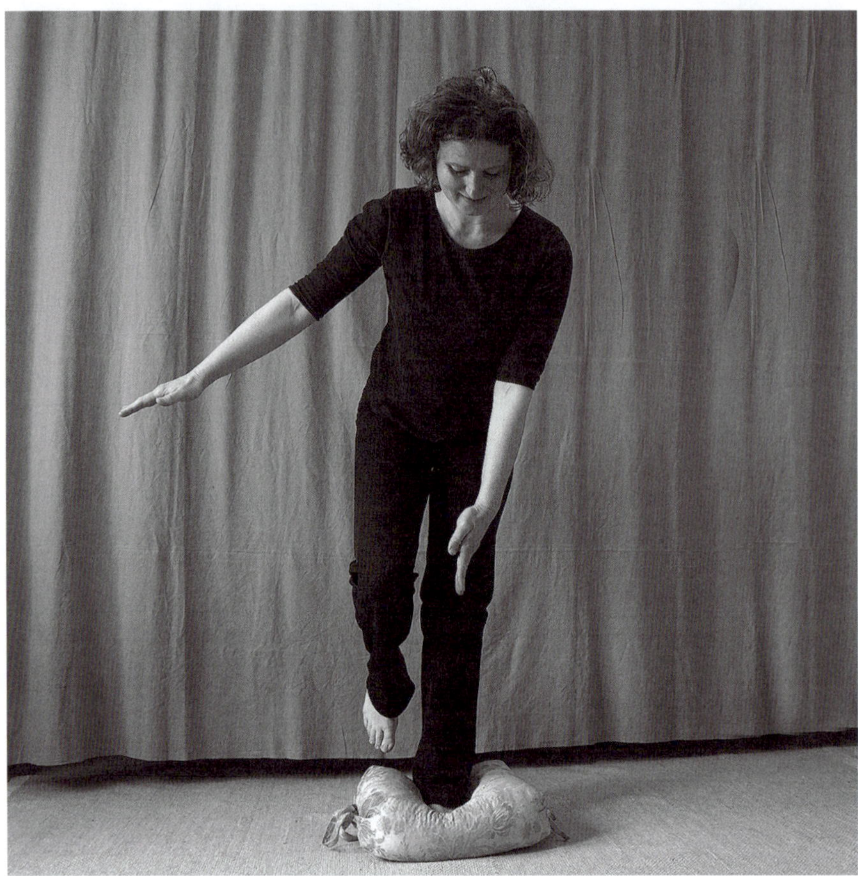

Abb. 4.7: Einbeinstand auf Kissen

Materialinfo Nachgiebiger Boden wie dicker Teppich, Wiese oder Sand.
Auch ein Kissen oder eine gerollte Matte eignen sich zur Steigerung.

Zielausblick Nun kommen erschwerende Untergrundbedingungen zum Einbeinstand hinzu, um das Gleichgewicht weiter zu fordern und zu fördern.
Dies gibt dem Gehirn die Möglichkeit, variationsreich zu lernen und das Gleichgewicht ideal auszubilden.

Hintergrund Die erschwerten Bedingungen durch weichen oder wackeligen Untergrund fordern deinen Körper und dein Gehirn zu noch mehr Gleichgewichtsreaktionen und -variationen heraus.
Du wirst sehen, wie überraschend schnell dein Körper geschickt wird und sich diesen speziellen Bedingungen anpasst. Damit bist du bestens gerüstet für Schiffs-, Bus- und Bahnfahrten, aber auch für Hängebrücken, Klettergerüste und andere wackelige Untergründe.

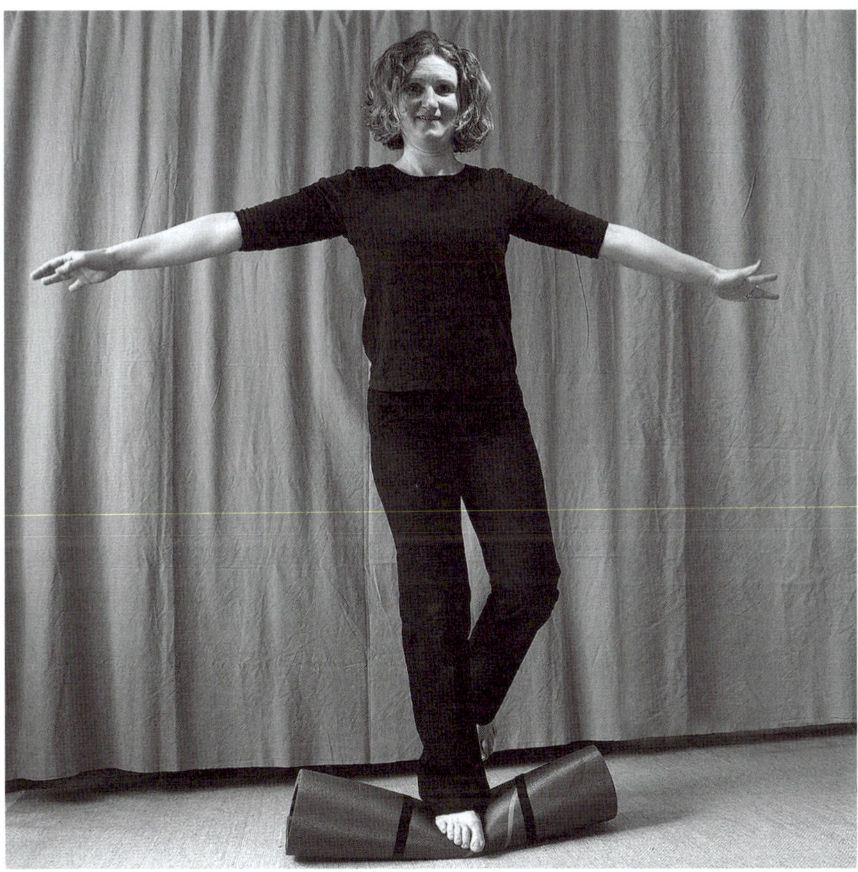

Abb. 4.8:   Einbeinstand auf gerollter Matte

Setze nun die vorhergehende Einbeinübung („Storch" ▶ Kap. 4.4) auf einem wei-   Übungsaufbau
chen Untergrund fort. Zunächst bietet sich ein hochfloriger Teppich, eine Wiese
oder Sand an. Versuche den ausgleichenden Wackelbewegungen deines Körpers
stabil standzuhalten, wie auf einem Boot bei Wellengang.

Die Beinachse (Kniegelenk unter der Hüfte, Knöchel unterm Knie positionieren,   Zu beachten
sodass die Zehen zu sehen sind, die Zehen schauen nach vorne, die Mitte der Kniescheibe ist über den 2. Zeh gerichtet) am Standbein stabil halten.

- Bist du schon ein geübter Seefahrer, kannst du auch auf einem Kissen   Variationen
  (▶ Abb. 4.7), einer gerollten Matte (▶ Abb. 4.8) oder einem Trampolin stehen.

Der Seegang wird mehr zu spüren sein. Gute Fahrt!

4.6 „Rückfahrt" – Rückwärtige Schritte/sich fallen lassen

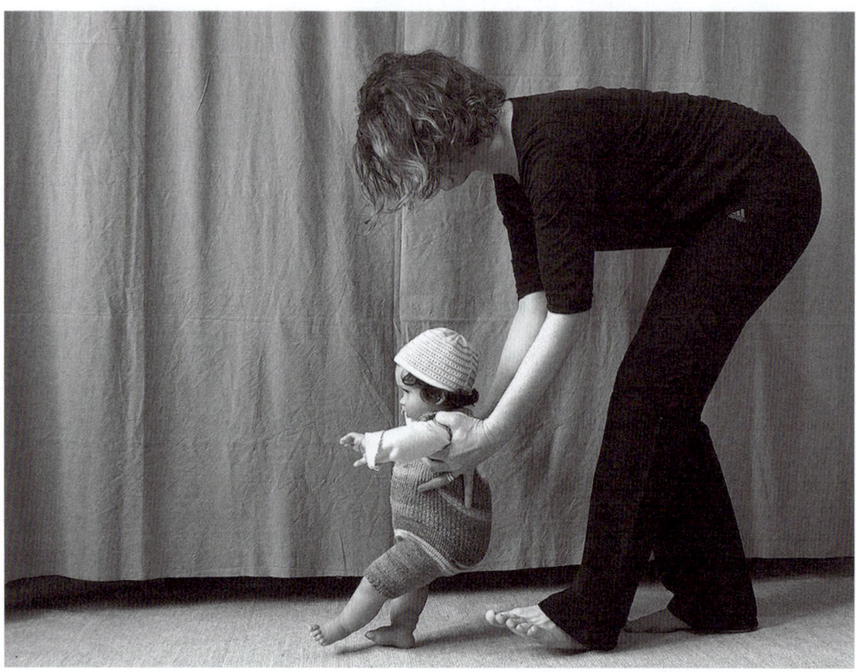

Abb. 4.9: Rückwärtsschritte

Materialinfo Partnerübung.
Evtl. ein Seil.

Zielausblick Erweiterung des Bewusstseins nach hinten.
Vertrauen in den eigenen Körper und den Partner stärken.

Hintergrund Die Wahrnehmung für das Umfeld zu schulen, ist besonders für Kinder im Autismus-Spektrum wesentlich. Oft stoßen sie versehentlich Familienmitglieder oder Schulfreunde an, ohne es zu merken, weswegen sie sich auch nicht entschuldigen, beim Gegenüber jedoch Missmut erzeugen können. Unsere Wahrnehmung nach hinten zu erweitern, wo wir keine Augen zum Sehen haben, ist für uns alle eine wesentliche Erfahrung und erfordert erweitertes Wahrnehmen.

Sich gerade wie ein Brett in die Arme eines anderen fallen zu lassen, erfordert sehr viel Mut und Vertrauen. Gerade wenn es auch noch rückwärts geht, ist ein gutes Gespür für den eigenen Körper und die notwendige Spannung erforderlich. All diese Dinge stärken das Kind und bringen es nicht nur in die notwendige Balance mit sich selbst, sondern auch in eine gute zwischenmenschliche Balance mit seinem Umfeld.

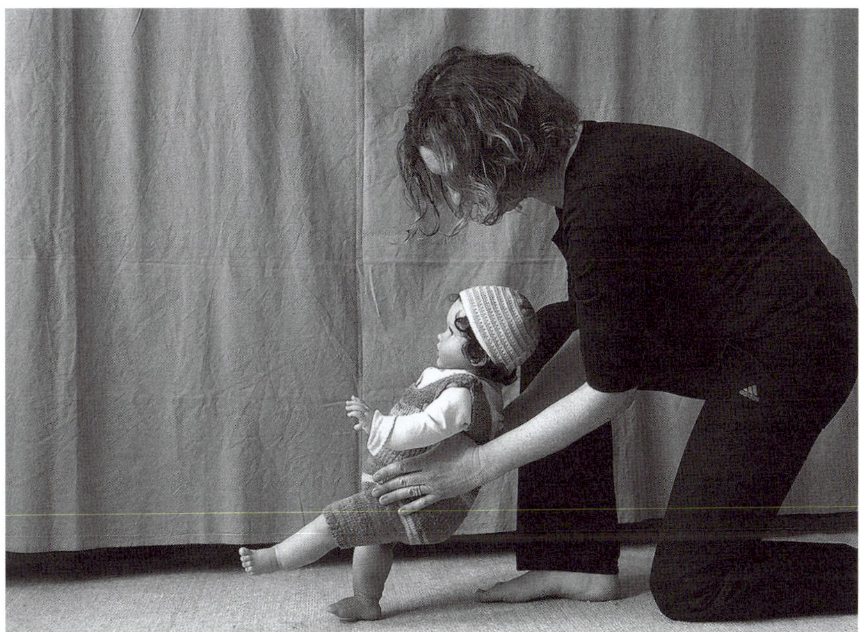

Abb. 4.10: „Sich fallen lassen"

Gehe zunächst einige Schritte rückwärts (▶ Abb. 4.9), bis du sicher durch den Raum gehen kannst.   Übungsaufbau

Wenn du ein gutes Gespür für deinen Körper entwickelt hast, stelle dich den Rücken zugewandt vor deinen Partner. Zunächst mit wenig, später wenn du dich traust und er dich halten kann, mit mehr Abstand.

Lasse dich nun gerade wie ein Brett nach hinten in die Arme deines Partners fallen (▶ Abb. 4.10).

Es ist wichtig, dass dein Partner dich halten kann. Am besten wählt er zum Auf-   Zu beachten
fangen eine stabile Schrittstellung. Evtl. ist der Untergrund gepolstert oder aus weichem Material wie eine Matte oder Wiese.

- Beim Rückwärtsgehen kannst du Fuß an Fuß setzen, wie beim Tandemgang   Variationen
  („Seiltanz" ▶ Kap. 4.2). Oder auch ein Seil nehmen, auf welchem du rückwärts balancierst.
- In der Partnerübung kannst du wie beschrieben die Übung des Fallen-Lassens von geringem Abstand zum Partner immer mehr erweitern, dann fällst du ein Stück länger.

4.7 „Ausgelotet" – Partnerübung mit Widerständen

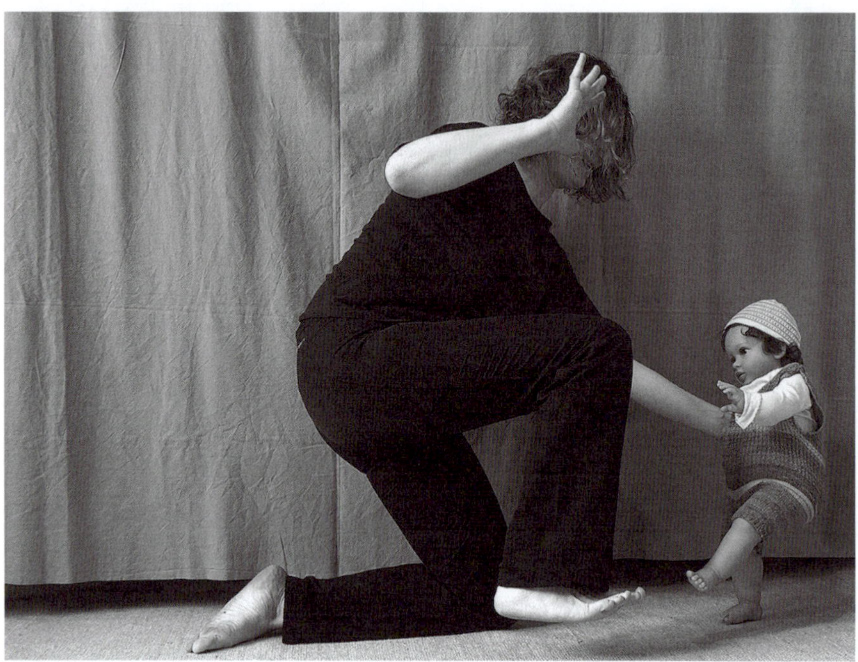

Abb. 4.11: „Ausgelotet" – Partner gegenüber

Materialinfo   Partner.

Zielausblick   Balance in verschiedenen Positionen und gegen verschiedene Widerstände erarbeiten.

Hintergrund   Erschwerte Bedingungen des Einbeinstandes erfordern dynamisches Anpassen und somit vielfältiges Training vom Gleichgewichtsorgan.

Zudem gibt diese Übung nochmal ein gutes Körperfeedback. Durch die wechselnden Widerstände mit sanftem Druck werden das Körperempfinden und die Tiefensensibilität (siehe auch ▶ Kap. 2.1 Wahrnehmung) angeregt.

Gerne können die berührten Körperstellen benannt werden, um sicher in den Bezeichnungen am eigenen Körper zu werden und die Aufmerksamkeit zusätzlich durch die Sprache dorthin zu lenken.

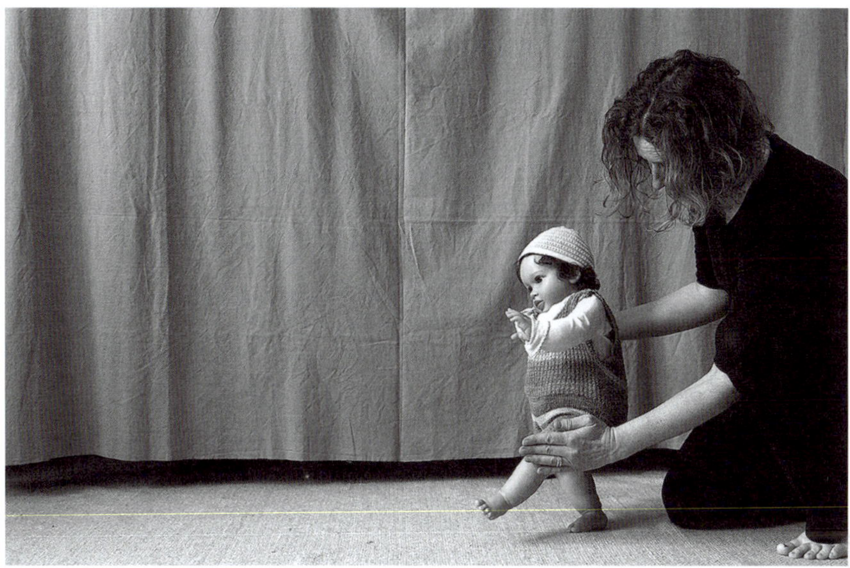

Abb. 4.12: „Aus dem Lot bringen"

Dein Partner macht dir eine Position, wenn möglich einbeinig, vor und du baust sie mit deinem Körper nach (▶ Abb. 4.11). Dann gibt dir dein Partner sanfte Widerstände am Körper und versucht, dich aus dem Lot zu bringen (▶ Abb. 4.12), indem er dir z. B. Druck an deiner rechten Schulter oder deinem linken Knie gibt. Du versuchst trotz wechselnder Widerstände ruhig stehen zu bleiben und dich nicht aus dem Lot bringen zu lassen.

Ihr könnt die Rollen nach einiger Zeit tauschen oder immer wieder neue Skulpturen mit derselben übenden Person bauen und euch viele Positionen überlegen, wo man den Körper berühren kann und das Gleichgewicht somit irritieren und zu neuer Balance herausfordern kann.

Die Beinachse (Kniegelenk unter der Hüfte, Knöchel unterm Knie positionieren, sodass die Zehen zu sehen sind, die Zehen schauen nach vorne, die Mitte der Kniescheibe ist über den 2. Zeh gerichtet) am Standbein stabil halten, sowie den ganzen Körper möglichst ruhig ausbalancieren.

Nachdem einzelne punktuelle Widerstände mit dazwischen liegenden Pausen gegeben wurden, kann nun eine Steigerung durch schneller wechselnde Widerstände hintereinander erfolgen. Beispiel: Sanften Druck an der rechten Schulter aufbauen, wird dieser beantwortet, dann langsam wieder lösen und zeitgleich am linken Becken einen neuen Widerstand aufbauen. Dann von der Schulter ans rechte Knie wechseln. Während ein Widerstand aufgebaut wird, wird ein anderer reduziert, sodass der Übende sanft zwischen den wechselnden Elementen hin- und herwandert mit seiner Körperkraft und -balance. Angepasstes Tempo an die Reaktion des Übenden ist wesentlich für den Erfolg.

Übungsaufbau

Zu beachten

Variationen

5 Grenzen

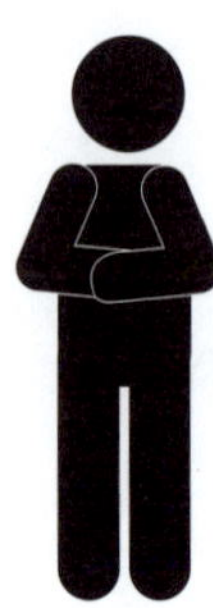

5.1 Psychosoziale Gegebenheiten

Was sind Grenzen? Grenzen verdeutlichen ein Gebiet, zum Beispiel die eines Grundstücks oder eines Landes. Grenzen erinnern an das Innehalten, das Stoppen, an den langsamen und angefragten Übertritt. Sei es per Auto am Grenzhaus eines anderen Landes, an Nachbars Gartentor, an einem verbotenen Durchtritt auf ein Gelände. Aber auch in Bezug auf Besitzgegenstände anderer Menschen und bezüglich ihres Körpers gibt es Grenzen zu beachten.

Es gibt den persönlichen Schutzraum, dessen Grenzen sich je nach Situation anpassen können. So beträgt die als angenehm empfundene Distanz im öffentlichen Raum ca. 60 cm, die einer ausgestreckten Armeslänge (Begrüßung). Kommt uns in so einer Situation eine Person direkt näher, kann es befremdlich oder gar bedrohlich wirken.

Ist ein Ort im Gegensatz dazu gefüllt mit Menschen auf engem Raum, zum Beispiel in der Straßenbahn zur Zeit des Berufsverkehrs, oder auf einem Stehplatzkonzert, ist es üblich und weniger irritierend, wenn fremde Menschen sich berühren, da es die Gegebenheit mit sich bringt.

Grenzen gibt es somit viele. Ob in der Öffentlichkeit, im räumlichen Kontext oder als Verhaltensregel, ob im nonverbalen, sozialen Bereich oder an unserem Körper und dem körperlichen Empfinden von Nähe und Distanz.

Besonderheiten der Grenzwahrnehmung im Autismus-Spektrum

Durch ein anderes Wahrnehmen und Verknüpfen von Situationen sowie dem Fokus aufs Detail können sich Grenzen verschieben, oder erst gar nicht als solche wahrgenommen werden.

Auch gehört ein gutes Körpergefühl zur Grundlage, seine eigenen Körpergrenzen gut zu spüren, sowie Wissen und Selbstbewusstsein, für sie einzustehen.

Manchmal sind die Regeln in der Gesellschaft für Menschen im Autismus-Spektrum schwer zu erspüren. Wann soll ein Verhalten leise sein, wann darf es laut werden? Wann begrüßt man jemanden mit Distanz, wann mit körperlicher Nähe? Dies sind ebenfalls Themen, die Grenzen aufweisen, die es zu wissen gilt und wofür man ein Verhalten und ein erklärendes Gespür erarbeiten kann.

Ganz wichtig ist der Bezug zu den eigenen Grenzen. Was kann ich und was mag ich? Wann ist es mir zu viel? Wie ziehe ich mich zurück? Wo überwinde ich meine Grenzen und versuche neue Dinge, auch wenn sie mir schwerfallen? Wann achte ich auf meine Grenzen? Ganz entscheidend sind hier die körperlichen Grenzen, in Bezug auf Gesundheitsfürsorge und auch auf Prävention vor sexuell erlebten Übergriffen (Attwood, 2024).

5.2 „Schutzhaus" – imaginäre Grenzen

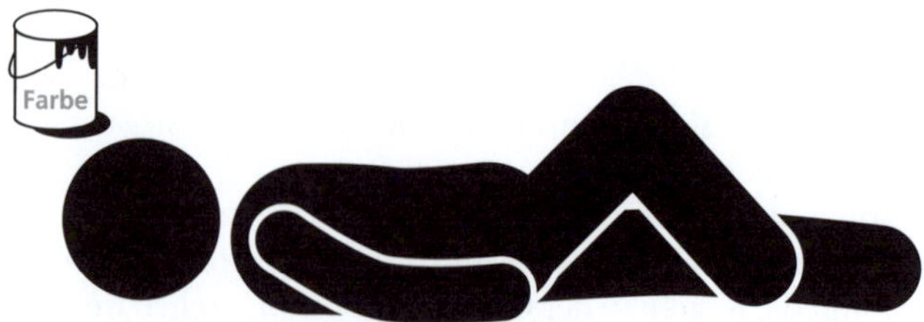

Abb. 5.1: Farbiger Körper

Materialinfo Kein Material benötigt.

Zielausblick Sich abgrenzen können, sich vor zu vielen Reizen schützen können, überall, zu jeder Zeit und unsichtbar, unauffällig für die Außenwelt.

Hintergrund Reizüberflutung, Detailwahrnehmung, sensorische Empfindlichkeiten (auf Gerüche, Licht und Lärm). Es gibt so vieles, was den Alltag autistischer Menschen belasten kann. Dafür bietet diese Übung einen bunten abschirmenden Zufluchtsort.

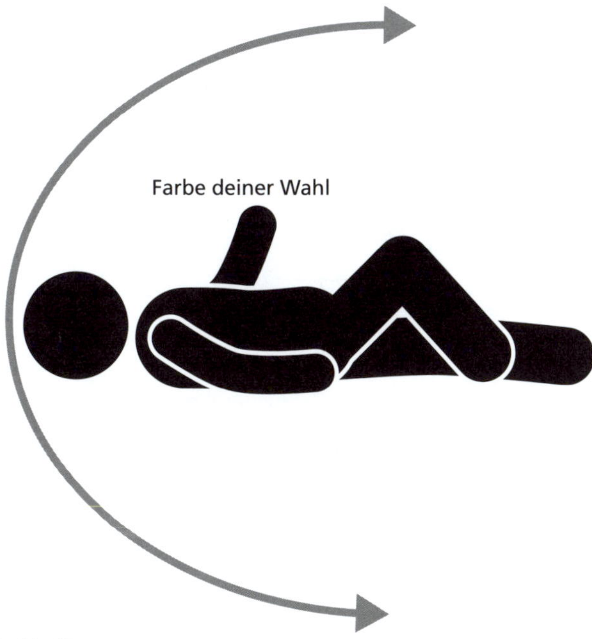

Abb. 5.2:   Farbhülle

Beginne zunächst bequem liegend oder sitzend an einem ruhigen Ort.   Übungsaufbau
   Tauche in der Vorstellung deinen Körper in eine Farbe deiner Wahl und baue dir so eine abgrenzende Hülle zur Außenwelt (▶ Abb. 5.1).

Ist dir diese Vorstellung fremd und eher unangenehm, umgib dich in Gedanken mit einem farbigen Bogen, als ob du einen schützenden Mantel oder Regenbogenanteil um dich legst (▶ Abb. 5.2).

Grenzen oder deine Abgrenzung zur Außenwelt, müssen nicht hart, kantig und   Zu beachten
kalt sein. Du kannst sie dir weich, flauschig und auch wärmend vorstellen.

* Auch sitzend, zum Beispiel im öffentlichen Verkehr oder im Restaurant kannst   Variationen
  du deine schützende Farbschicht gedanklich um dich legen.
* Ebenso ist diese Übung, wenn du sie gewohnt bist, auch im Stehen in der Stadt
  oder in der Warteschlange an einer Kasse möglich.
* Auch gehend in der Fußgängerzone, am Bahnhof, wo und wann auch immer du
  möchtest, kann diese Übung Anwendung finden. Probiere es einfach aus und
  finde deine passenden und entlastenden Gelegenheiten.

5.3 „Revier" – persönlicher Raum

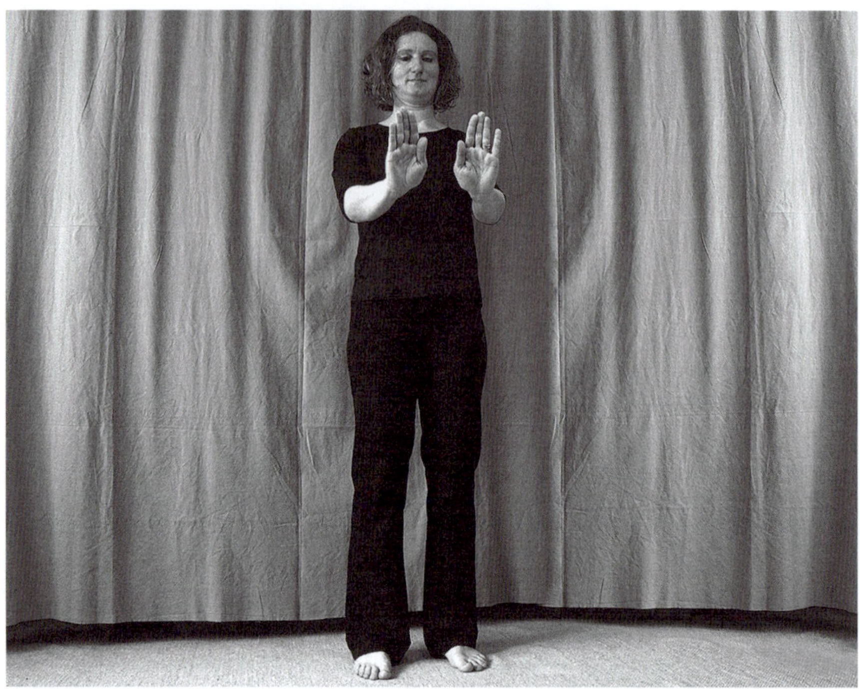

Abb. 5.3: Stoppgeste

Materialinfo   Kein Material benötigt, evtl. Hocker/Stuhl.

Zielausblick   Den persönlichen Schutzraum spüren. Sich körperlicher Grenzen bewusst werden. Für sich einstehen können. Das sind Ziele der folgenden Übung.

Hintergrund   Klar und deutlich seinen persönlichen Raum anzeigen, muss manchmal wieder erlernt werden.

Nach vorne zeigt diese Übung eine deutliche Stoppgeste (▶ Abb. 5.3), die im sozialen Kontext mit den Mitmenschen gebräuchlich/verständlich ist.

Zur Seite wird die Ellbogentechnik angewandt, um sich im Gedränge zu behaupten. Auch nach hinten wird das Bewusstsein geschult und durch den Körperbogen der ganze persönliche Raum (ca. 60 cm um den eigenen Körper) aufgezeigt.

Stelle dich stabil auf den Boden. Zu den Worten „das ist mein Raum" machst du 4 Gesten in verschiedene Raumrichtungen.

Übungsaufbau

1. Auf das Wort „das" werden die Arme nach vorne ausgestreckt, Handflächen zeigen in den Raum (▶ Abb. 5.3 „Stoppgeste").
2. Auf das Wort „ist" gehen die Ellbogen in Schulterhöhe zur Seite raus (▶ Abb. 5.3).
3. Auf das Wort „mein" gehen die Arme gestreckt so weit es geht nach hinten in den Raum. Die Handflächen schauen dabei ebenfalls nach hinten.
4. Auf das Wort „Raum" gehen die Hände und Arme über den Kopf und sinken dann in einem großen Bogen seitlich Richtung Boden runter. Die Handflächen schauen dabei vom Körper weg in den Raum. Also zunächst zur Decke und dann zu den Außenseiten, bis sie schließlich auf Oberschenkelhöhe wieder am Körper ankommen.

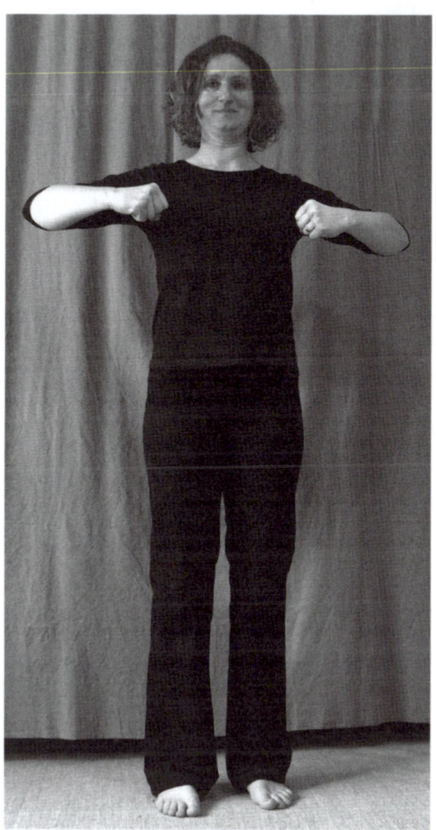

Abb. 5.4:   „Ellbogentechnik"

Sind mehrere Personen im Raum anwesend, niemanden mit den Gesten stoßen.

Die Bewegungsimpulse können kraftvoll sein, aber sollen nicht aggressiv wirken.

Zu beachten

- Wenn das Aussprechen der Wörter irritiert, können sie auch still gedacht werden.
- Wenn das Sprechen schwerfällt, kann ein Übungspartner auch passend die Worte zum Gestenablauf formulieren.
- Diese Übung ist stehend, sitzend und auch gehend möglich.

Variationen

5.4 „Abstand" – Nähe/Distanz Partnerübung

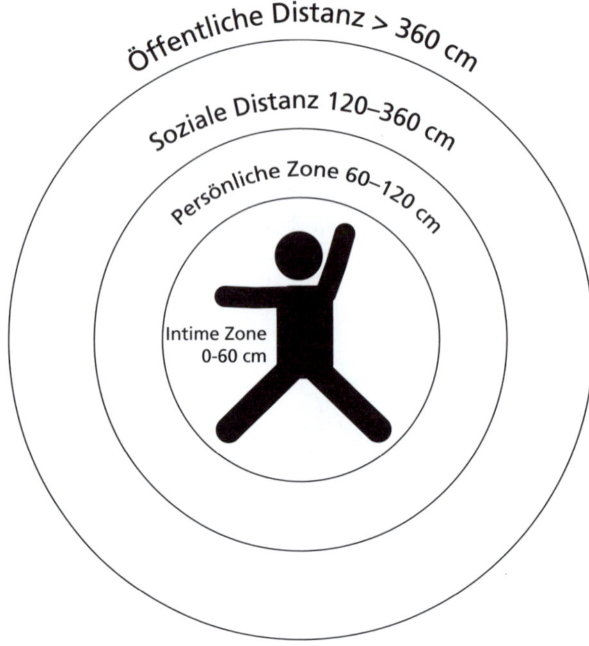

Abb. 5.5: Zonen Nähe – Distanz

Materialinfo Partnerübung. Evtl. Hocker/Stuhl.

Zielausblick Den persönlichen Raum erspüren. Die Wahrnehmung für Nähe und Distanz schulen. Auf persönliche Grenzen achten, auch im Zusammenhang mit körperlichen Reaktionen.

Hintergrund Diese Übung soll Raum geben, sich zu erspüren und soziale Normen zu klären.

Es ist wichtig, ein Gefühl für die eigenen Grenzen und somit auch deren Überschreitung zu entwickeln, um sich entsprechend abgrenzen zu können (▶ Abb. 5.5).

Übungsaufbau Setze oder stelle dich mitten in den Raum. Als Bild kannst du dir ein unsichtbares Haus um dich herum vorstellen, das nur für dich ist.

Dein Übungspartner kommt zunächst langsam aus großer Entfernung auf dich zugelaufen (▶ Abb. 5.6). Du nimmst wahr, wann er dir zu nahekommt, also in deinen persönlichen Schutzraum eindringt, und sagst dann deutlich „Stopp".

Diesen Ablauf mehrfach wiederholen.

Danach verändert ihr den Bereich, in dem der Partner stoppt. Mal weiter weg, außerhalb deines persönlichen Raumes und mal näher, mitten in ihm drin.

Du spürst kurz in deinem Körper nach, wie sich der jeweilige Abstand des Partners anfühlt. Fühlt es sich wohlig oder eher unangenehm an, wo er gerade steht?

Was macht dabei deine Atmung und dein Herzschlag? Bemerkst du sonstige körperliche Reaktionen?

Den gesamten Ablauf kann man dann auch auf das Umfeld neben und hinter dir erweitern. Das du aus allen Richtungen um deinen Körper herum diese Grenzen spürst, an denen du „Stopp" sagen möchtest, wo es sich zu nah oder zu weit weg anfühlt und wo dein genau angenehmer Abstand zu einer Person ist. Dies kann sich je nach deinem Befinden auch immer wieder verändern und täglich oder jeden Moment anders sein.

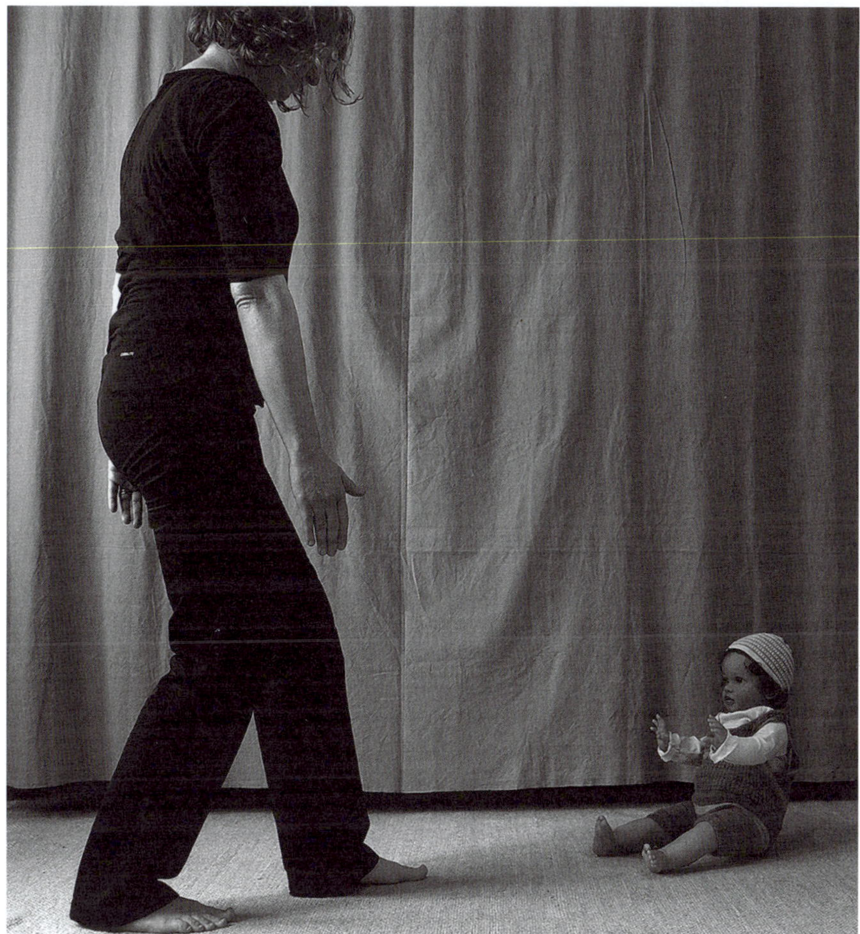

Abb. 5.6: Nähe – Distanz Partnerübung

Du beendest die Übung, wenn es deinem Körpergefühl nach reicht. | Zu beachten

- Wie im Übungsaufbau schon beschrieben, ist diese Übung sitzend oder stehend möglich. Verschiedene Entfernungen und verschiedene Raumrichtungen können erprobt und erfahren werden.
- Auch verschiedene Geschwindigkeiten oder Lautstärken sind als Variation in der Übungsabfolge machbar.

Variationen

71

5.5 „Besetzt" – sichtbare Grenzen

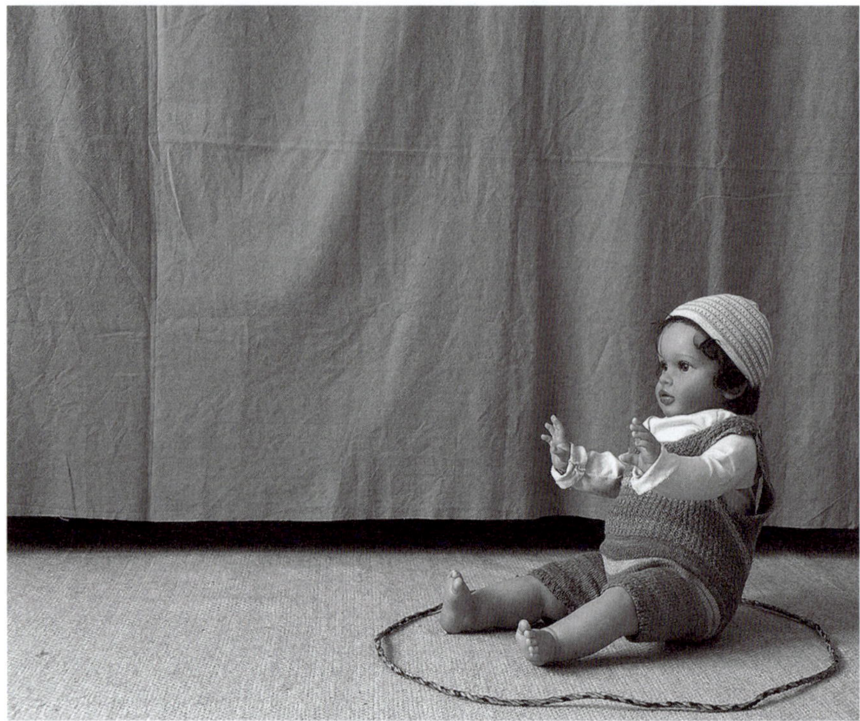

Abb. 5.7: Bild mit Seil als Grenze

Materialinfo — Reifen oder Seil, auch eine große Kartonkiste oder Tücher sind als sichtbare Abgrenzung möglich.

Zielausblick — Diese Übung zeigt das Thema Abgrenzung klar auf und vermittelt das Recht auf ein persönliches Gebiet und einen Rückzugsort.
Sie hilft dabei, die Grenzen anderer kennen und respektieren zu lernen.

Hintergrund — Hier bietet sich die Gelegenheit, die Wirkung eines persönlichen Raumes und Rückzugsortes zu erfahren. Auch die Erfahrungen des Nein-Sagens oder Erlaubnis-Gebens werden erlebt.
Als Partner wird man aufgefordert, Grenzen und Barrieren kennen und achten zu lernen. Dies auf verbale und sichtbare Weise. Oft fehlt Kindern im Autismus-Spektrum, und nicht nur ihnen, ein Gefühl für das richtige Ausmaß in Bezug auf Grenzen. Teils wirken sie ungewollt provozierend und grenzüberschreitend, da ihnen vermutlich eine ausreichende Rückmeldung fehlt, weil viele dieser Grenzen, die es zu beachten gilt, unsichtbar sind.

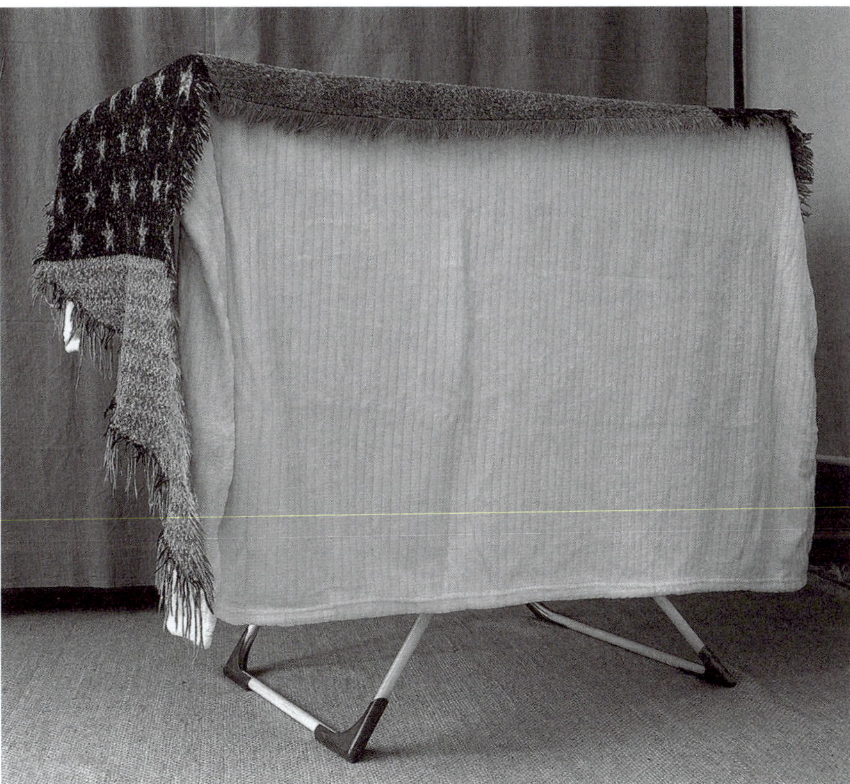

Abb. 5.8:   Bild mit „Wäscheständerhaus"

Lege den (Hula-Hoop-)Reifen oder ein Seil als Kreis geformt auf den Boden und setze dich hinein (▶ Abb. 5.7). Das ist dein persönlicher Rückzugsort.

Dein Übungspartner geht mit wechselnden Abständen, mal nah und mal weiter weg, an deinem Ort vorbei. Er kann dich um Einlass fragen. Du entscheidest, wann du ihn zu dir in den Kreis lässt und wann nicht. Als Bild kannst du dir vorstellen, die Türe zu öffnen oder verschlossen zu halten.

Wie fühlt es sich an, wenn er dazukommt?

Wie fühlt sich dein Nein an, wenn du ihm im Moment den Zutritt verweigerst?

Und wie geht es dir, wenn er ungefragt eintritt oder dein Nein missachtet?

Tauscht anschließend die Rollen. Nun übst du dich darin, die Grenzen des anderen wahrzunehmen.

Wann ist es für dich genug? Tausche die Rollen oder beende diese Übung.

Vor allem bei kleineren Kindern kann ein „Haus" aus einem größeren Karton oder einem Wäscheständer und Tüchern gebaut werden (▶ Abb. 5.8). Ein Regenschirm bietet ebenfalls die Möglichkeit, sich darunterzusetzen, oder man sitzt in eine große Kiste hinein.

Auch kann die Übung als Rollenspiel mit Figuren oder Tieren vorgespielt werden, wenn die Aufgabenstellung zu komplex ist.

73

5.6 „Rhythmus" – Grenzerfahrung in der Gruppe

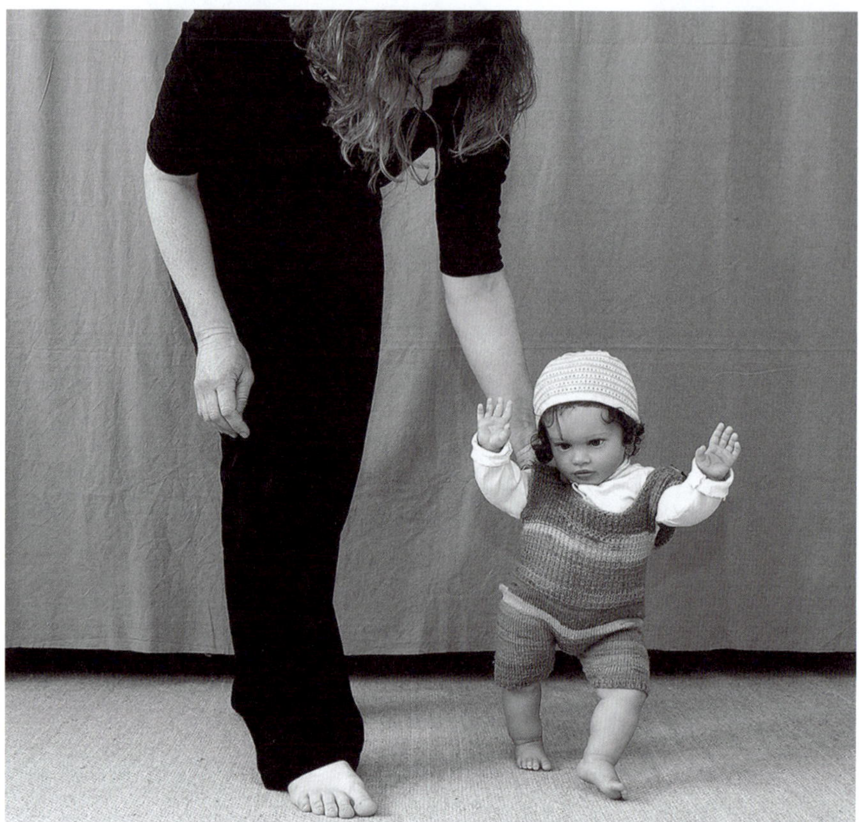

Abb. 5.9: Rhythmus im Raum gehen

Materialinfo   Platz im Raum.
Partner.

Zielausblick   Grenzerfahrung in einer herausfordernden Situation.
Den eigenen Rhythmus der Gruppe/dem Gruppenmitglied anpassen.
Frustrationstoleranz trainieren, sich Grenzen des Machbaren eingestehen.

Hintergrund   Hans Asperger erwähnte bereits bei seiner Festlegung des zum Autismus gehörenden Asperger-Syndroms, dass betroffene Kinder deutliche Probleme haben, verschiedene Rhythmen nachzuahmen.

Von Temple Grandin erfahren wir, dass sie große Schwierigkeiten hat, ihre rhythmischen Bewegungen mit anderen Menschen oder mit Musik in Einklang zu bringen.

Auch Tony Attwood erwähnt in diesem Zusammenhang mögliche Schwierigkeiten für betroffene Menschen, in einem Orchester zu spielen und sich dem Takt der Gruppe zu fügen (Attwood, 2022).

So soll diese Übung das Rhythmusgefühl fördern und die Fähigkeit trainieren, in einer Gruppe oder mit einem Partner im gleichen Takt zu sein.

• • –	• • –	• • –	usw.
– – •	– – •	– – •	usw.
• – •	• – •	• – •	usw.
– – • • •	– – • • •	– – • • •	usw.
• = kurz / – = lang			

Abb. 5.10: Rhythmusvariationen

Gehe durch den Raum zu dem Rhythmus, den dein Partner dir vorgibt (▶ Abb. 5.9). Du kannst es dir wie einen Tanz auf einen vorgegebenen Takt vorstellen.

    Seid ihr mehrere Personen, bestimmt eine Person, die den Takt vorgibt. Dieser kann mit lauten Schritten, oder, falls erträglich, mit Klatschen gekennzeichnet werden.

    Der Partner entscheidet nach seinen Fähigkeiten, ob er lieber am Rand steht und sich auf die Rhythmen konzentriert, oder ob er dazu mit durch den Raum gehen möchte.

    Verschiedene Rhythmen sind dargestellt (▶ Abb. 5.7) und können aus kurzen und langen Klängen erstellt werden. Z. B. Kurz-kurz-lang/kurz-kurz-lang oder lang-lang-kurz-kurz-kurz/lang-lang-kurz-kurz-kurz. Mit vielen Wiederholungen desselben Taktes, damit möglichst alle Teilnehmenden ihn aufgreifen können. Die Länge der Pausen zwischen dem Stampfen oder Klatschen bildet den eigentlichen Rhythmus, denn der Ton verhallt nach kurzer Zeit.

Den Rhythmus besprechen, vormachen und einüben, sodass die Parallelität aller Übenden und Vorgebenden gelingen kann.

- Fantasie bei der Kreation der Rhythmen entwickeln.
- Zum Erlernen können beide Partner sitzen und den Rhythmus mit den Händen oder Füßen gemeinsam einüben.
- Der Rhythmus kann auch mit zwei Hölzchen oder einem Tambourin geklopft werden.

5.7 „Anklopfen" – körperliche Grenzen spüren

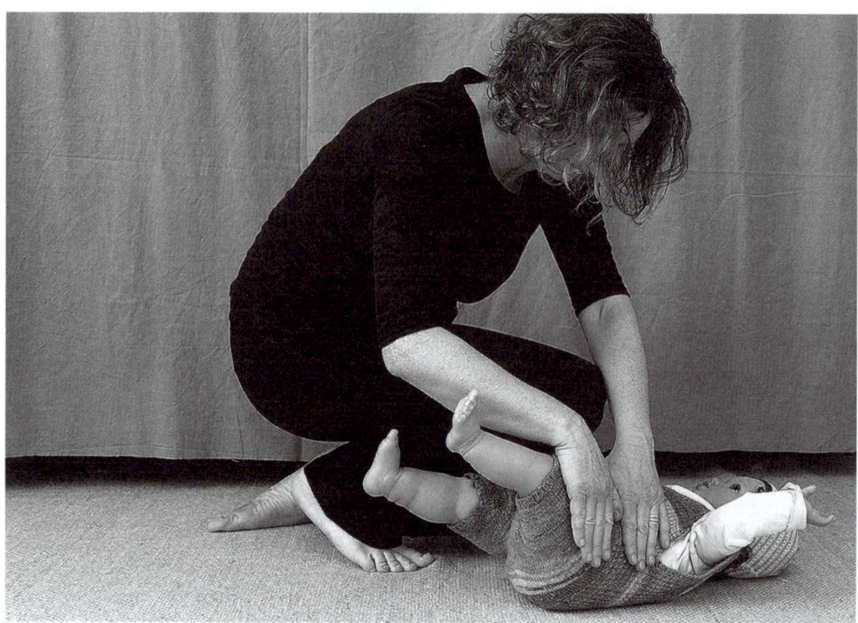

Abb. 5.11: Partner liegend abklopfen

Materialinfo Partnerübung.
Evtl. Decke/Matte, Hocker/Stuhl.

Zielausblick Die körpereigenen Grenzen erfahren und spüren lernen.
Die Wahrnehmung schulen.
Gespür für den eigenen Körper entwickeln.

Hintergrund Sich bewusst spüren lernen. Sich besser abgrenzen können. Durch besseres Gespür für den eigenen Körper mehr im Hier und Jetzt ankommen können, präsent sein. Das eigene Körpergefühl über verbesserte Wahrnehmung beschreiben können. Dies alles sind wichtige Kriterien um der oftmals vorliegenden, sogenannten sensorischen Empfindlichkeit, in diesem Fall der Berührungsempfindlichkeit oder der gesteigerten intensiven Erfahrung bei Berührung, entgegenwirken zu können. Auch das gezielte, behutsame Trainieren solcher Reize, zum Beispiel durch angenehme, feste, punktuelle, druckhafte Berührung, kann zu einer Anpassung des Körpers und somit zu einer Gewohnheit und Abschwächung der intensiven Reize führen (Attwood, 2022). Denn für die Betroffenen sind solche Erfahrungen teils intensiv, überwältigend, beängstigend oder einfach unerträglich. Dies ist oft in Schilderungen der Betroffenen oder pflegenden Angehörigen beim Thema Haarewaschen oder -kämmen sowie bei störender Kleidung und unangenehmer Berührung beim Eincremen zu hören.

Häufig wünschen sich die Menschen im Autismus-Spektrum, berührt oder umarmt zu werden. Kinder suchen Trost im Gehalten-Werden. Dennoch halten manche die Reize einfach nicht aus oder fühlen sich von einem Kontrollverlust über den eigenen Körper bedroht. Dies kann bis hin zu Vermeidungsverhalten bezüglich sozialer Kontakte führen (Attwood, 2022).

Dem entgegenzuwirken, widmen wir uns in der nachfolgenden Übung.

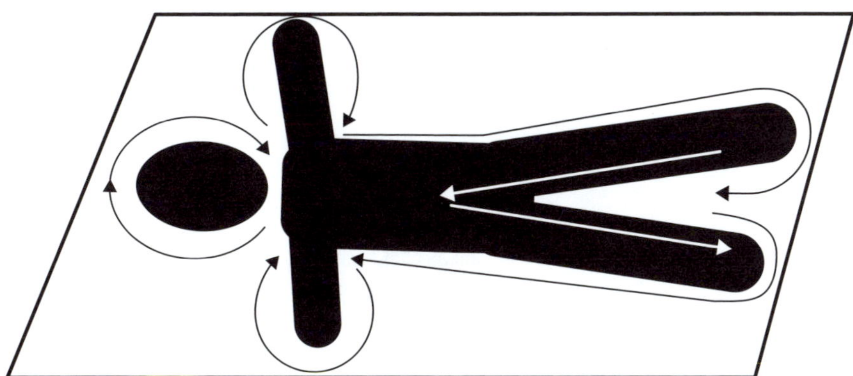

Abb. 5.12: Ablauf vom Abklopfen

Lege dich bequem hin, vielleicht auf eine Matte oder Decke. Strecke deine Arme und Beine von dir weg.   Übungsaufbau

Gib deinem Partner einen Ort an, an dem er mit der Berührungsfolge starten kann.

Nun klopft dein Gegenüber sanft deinen Körper an seinen Umrissen ab (▶ Abb. 5.11).

Als Start bieten sich der Kopf oder ein Fuß an, es kann sich aber auch nach dem Wunsch des Liegenden gerichtet werden.

Um den Körper in vollem Umfang zu spüren, bietet sich dann eine reihum ablaufende Reihenfolge an (▶ Abb. 5.12).

In diesem Beispiel am Kopf startend, wird einer Körperseite folgend den Hals, die Armaußen- und -innenseite, anschließend die Seite des Brustkorbes und dann am Bein außen entlang bis zum Fuß geklopft. An der Beininnenseite geht es über das Hüftgelenk an den Bauch und auf Höhe vom Bauchnabel an das andere Hüftgelenk, auf der Innenseite des zweiten Beines zum Fuß. Außenseitig geht es das Bein und den Brustkorb entlang zur Achsel, innen den Arm bis an die Fingerspitzen entlang und dann außenseitig am Arm über den Hals wieder an den Kopf und Startpunkt zurück.

Stärke und Dauer des Abklopfens an die Bedürfnisse des Liegenden anpassen. Klare Körperlinien zum Abklopfen wählen und missverständliche Bereiche großräumig umgehen.   Zu beachten

- Diese Übungsabfolge ist auch im Sitzen oder Stehen möglich.   Variationen
- Wer nicht fremd berührt werden möchte, kann sich selbst mit den Händen von Kopf bis Fuß abklopfen.
- Die Übung ist auch in Teilabschnitten oder an punktuellen Stellen möglich, besonders dann, wenn die Reize als sehr intensiv wahrgenommen werden.

6 Stressregulation

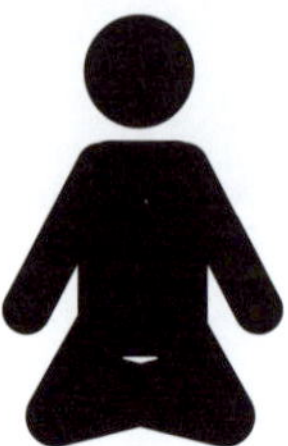

6.1 Anatomische und physiologische Gegebenheiten

Stresssituationen können uns immer wieder ereilen. Vor allem in unserer heutigen schnelllebigen und auch oftmals lauten, überreizten Welt. Sie können psychisch durch Angst oder Zeitdruck, aber auch durch Freude ausgelöst werden, sowie physisch durch Infektionen, Operationen oder Lärmbelastungen.

Die Stressreaktion läuft im Körper auf zwei Achsen ab und dient der Bereitstellung von Energie. Über das Nervengeflecht des Sympathikus wird das Nebennierenmark zur Ausschüttung der Katecholamine Adrenalin und Noradrenalin veranlasst. Diese setzen Glukose frei, steigern die Herztätigkeit, erweitern die Bronchien, setzen dafür aber andere Organtätigkeiten und das Denken herab.

Die zweite Stressachse läuft über den Hypothalamus und die Hypophyse im Gehirn, welche über Hormonausschüttungen die Nebennierenrinde, unter anderem zur Cortisolausschüttung, anregen. Cortisol ist das wirksamste Hormon der Glukokortikoide. Diese setzen ebenfalls Energie für die Stressregulation im Körper frei und hemmen die Entzündungs- und Abwehrreaktion.

Kurzfristig sind all diese Reaktionen hilfreich und zu früheren Zeiten (der Jäger und Sammler) oder im Tierreich überlebenswichtig.

Wesentlich ist aber auch das Verlassen der Stresssituation und damit das Herunterfahren der Stressreaktionsketten. Dies tun Tiere zum Beispiel nach einem Raub- oder Kampfangriff durch Abschütteln (Rosenberg, 2020). Unserem Körper muss es ebenfalls gelingen, immer wieder aus der Stressreaktion auszusteigen, sonst bewirken die geschilderten Hormone, vor allem die Glukokortikoide, im Dauerstress ungünstige Effekte. Dazu gehören Schlafprobleme, ein geschwächtes

Immunsystem, mangelnde Konzentrationsfähigkeit, Lernprobleme und Spannungskopfschmerzen.

In unserem Gehirn laufen verschiedene Prozesse ab, die ein zugewandtes, gelassenes Reagieren ermöglichen (Rosenberg, 2020), oder aber uns in archaische Zustände zurückfallen lassen, wo der Affekt regiert.

Der Hirnstamm (Sitz der Regulationszentren für Atmung, Herzfrequenz und Kreislaufreaktionen) leitet die Aktivierung der Überlebensstrategien mit ein. Das Zwischenhirn ist mit dem limbischen System für die emotionalen Reaktionen verantwortlich. Dieses reguliert auch das Trieb- und Affektverhalten. Das Großhirn versucht, falls es sich noch einschalten kann, als unser am jüngsten entwickelter Gehirnanteil, die Probleme rational zu lösen.

Die Wirkung von Stress hängt von Dauer, Häufigkeit, Art, Situation, Persönlichkeit, Bewältigungsstrategien und der Unterstützung dabei sowie von unserem nervlichen Aktivierungszustand ab. Versuchen wir also wann immer möglich in einen ausgeglichenen Modus zurückzukehren.

Besonderheiten der Stressregulation im Autismus-Spektrum

Durch ihre Art der Wahrnehmung und Verarbeitung von Reizen können Menschen im Autismus-Spektrum in der heutigen Gesellschaft häufig in Stress (zu viel, zu schnell, zu laut) geraten.

Besonders betroffen sind Kinder, da sie noch nicht so geübt sind in Routinen und sich Strategien zur Bewältigung von Stress erst noch erarbeiten müssen. Sei es morgens früh aufstehen, um sich für Kindergarten/Schule bereit zu machen. Grelles Licht von Sonne oder elektrischen Quellen, nicht nur in dunkler Jahreszeit. Lärm auf den Straßen oder von Kindern auf dem Schulhof. Das ständige Adaptieren an die geforderten Situationen. Vieles kann Stress und in diesem Fall Dauerstress erzeugen, der wiederum andere Funktionen wie das Denken und das Lernen negativ beeinflusst.

Das Thema Angst stellt für mich ein Grundphänomen im Autismus-Spektrum dar. Sei es Angst in konkreten Situationen wie zum Beispiel vor Hunden, Angst vor Ungewissem oder auch Versagensängste. Angst ist ein großer Trigger für Stress. Damit können Stresskaskaden ausgelöst werden und der entstehende Dauerstress kann zum Verharren und Versteifen in den Angstsituationen führen.

Wie komme ich wieder raus aus der Anspannung? Wie finde ich Ruhe und Rückzug? Wie kann ich Situationen anders betrachten?

Möglichkeiten dazu finden sich auf den folgenden Seiten.

6.2 „Weichmacher" – Mobilisation der Brustwirbelsäule und Muskelentspannung

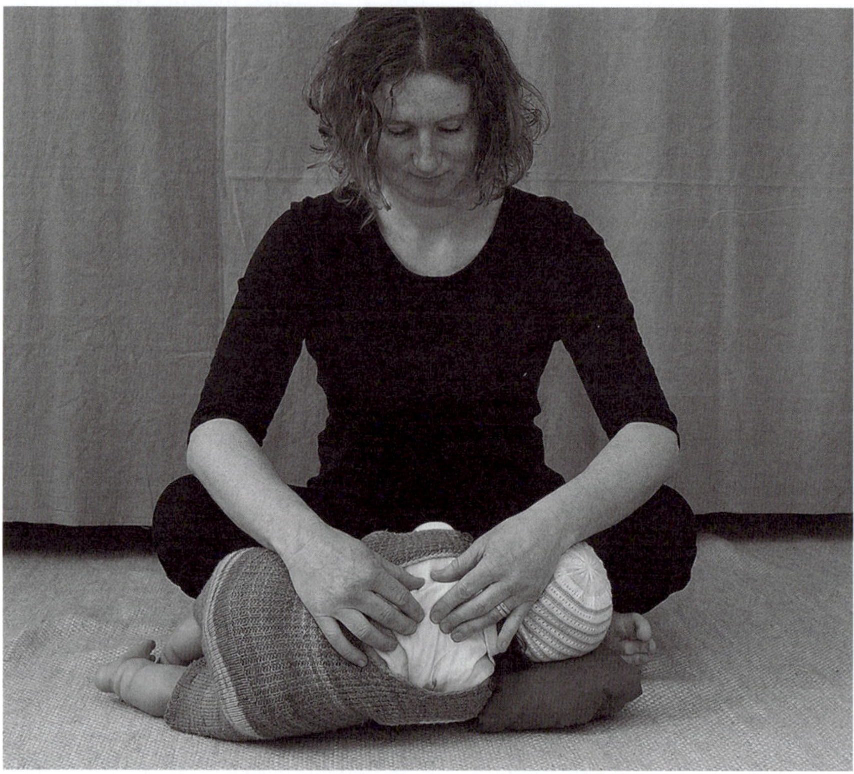

Abb. 6.1: Behandlung der Region Brustwirbelsäule in Seitenlage

Materialinfo Partner/Matte.

Zielausblick Entspannung verspannter, festsitzender Strukturen.

Auswirkung auf den sympathischen Grenzstrang und infolgedessen Stressregulation.

Hintergrund Das Nervengeflecht des Sympathikus (autonomer „Aktivierungsnerv") tritt im Bereich der Brustwirbelsäule rechts und links neben den Wirbelkörpern, zusammen mit den sogenannten Spinalnerven, aus dem Rückenmark heraus in unsere Körperperipherie. Das Nervengeflecht vereinigt sich zum Teil nahe an der Wirbelsäule zu kleinen knötchenartigen Gebilden und bildet so eine Art Perlenkette. Diese wird der sympathische Grenzstrang genannt.

Häufig sind wir in genau diesem Bereich sehr verspannt. Durch eine Überaktivierung des Grenzstranges kann chronischer Stress entstehen (Rosenberg, 2020).

Über die Behandlung der umgebenden Muskulatur, aber auch durch die sanfte, mechanische Bewegung der Wirbelkörper kann Einfluss auf diesen Grenzstrang genommen werden.

80

Durch wiederholende, feine Bewegungen wird das tiefensensorische System (siehe auch ▶ Kap. 2.1 Anatomie der Wahrnehmung) des Körpers angesprochen und kann zur Regulierung und zum Spannungsabbau in den Muskeln, Gelenken und Nerven beitragen. So erleben wir einen entspannenden, wohltuenden Effekt bei dieser Behandlung der Brustwirbelsäule und ihrer umgebenden Strukturen.

Ich beobachte eine rasch einsetzende, beruhigende Wirkung auf autistische Kinder, gerade beim Abklingen eines Meltdowns (Entladung des Nervensystems über Schreianfälle und körperliches Erregt-Sein, ein Zustand des Außer-Sich-Seins nach zu viel ertragenen Überreizungen) oder auch vor dem Einschlafen.

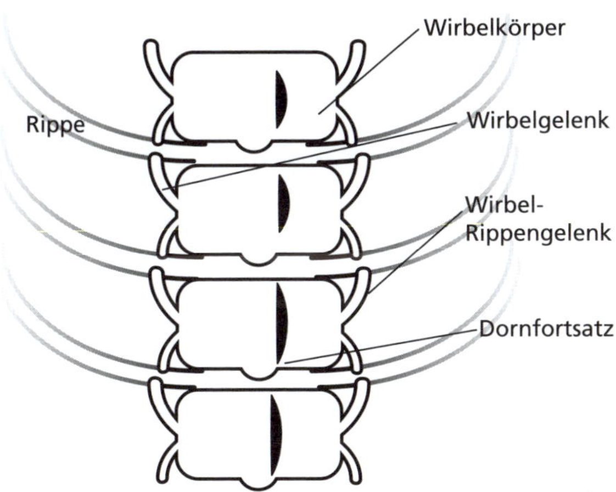

Abb. 6.2: Die Dornfortsätze der Wirbelsäule gegeneinander verschieben

Lege dich bequem auf den Bauch oder eine Seite (▶ Abb. 6.1).   *Übungsaufbau*

Dein Übungspartner greift im Bereich der Brustwirbelsäule die Dornfortsätze (spürbare Spitzen der Wirbelkörper, die sich unter unserer Haut am Rücken abbilden) und verschiebt immer zwei benachbarte Spitzen sanft gegeneinander (▶ Abb. 6.2).

Es entsteht eine rotatorische Bewegung in der Brustwirbelsäule. Diese Bewegung löst Verklebungen und Verspannungen zwischen den Wirbelkörpern durch den Einfluss auf Gelenkkapseln, Bänder, Nerven und Muskeln.

Rechts und links neben der Wirbelsäule kann in gleicher Lage der Muskelstrang massiert werden. Mit sanftem Druck über die verhärteten Partien langsam punktuell massieren oder einen Muskelstrang zwischen die Finger beider Hände nehmen und leicht gegeneinander verschieben.

Die Behandlung soll im Wohlfühlbereich stattfinden und es dürfen keine Erkrankungen/Schäden an der Wirbelsäule vorliegen, für die Arbeit an den Wirbeln selbst.   *Zu beachten*

Wenn eine Berührung nicht gewünscht oder nicht möglich ist, können z. B. zwei (Tennis-)Bälle in einen Strumpf gelegt und durch Zuknoten dicht beieinander fixiert werden. Dann kann man sich vorsichtig mit der Wirbelsäule in die Kerbe legen und die Bälle massieren bzw. drücken in den Bereich um die Dornfortsätze.   *Variationen*

6.3 „Rückzugsort" – Tiergeschichte

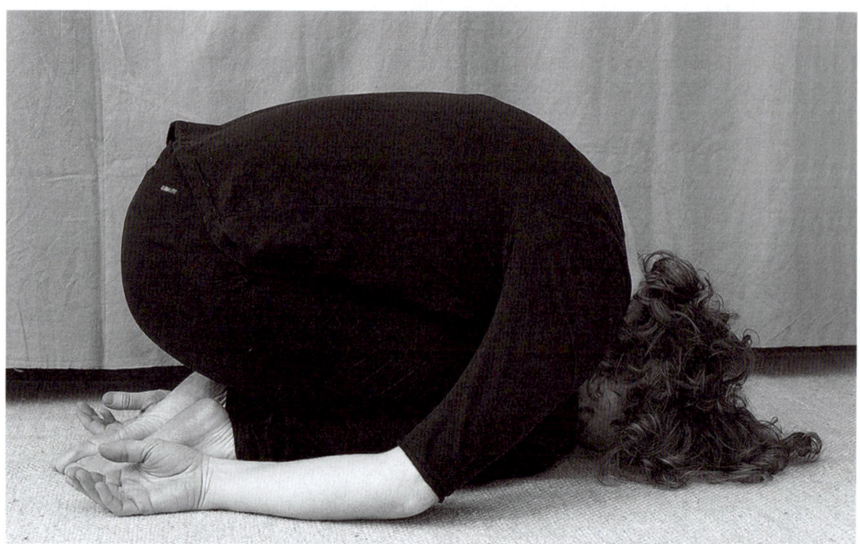

Abb. 6.3: Childposition

Materialinfo Keines notwendig.
Gemütliche Umgebung, evtl. Partner, der die Geschichte erzählt.

Zielausblick Sich abgrenzen, zurückziehen lernen.
Emotionsregulation.

Hintergrund Diese Übung soll die im Affekt einschießenden Emotionen ausbremsen. Der Körper soll sich an einem sicheren Rückzugsort regulieren können. Dann ist man zu angemessener Reaktion bereit.

Die Übung soll zeigen, wie wertvoll es ist, sich Zeit zu nehmen, stressende, verletzende Situationen zu erkennen, zu benennen, einzuordnen und anzunehmen.

Übungsaufbau Mache es dir bequem, zum Beispiel in der sogenannten Childposition (▶ Abb. 6.3). Falls du unterwegs bist, arbeite rein über deine Vorstellungskraft.

Übe die Geschichte erst in entspanntem Zustand, um dann in stressigen Situationen gekonnt darauf zurückgreifen zu können.

Beispiel einer Geschichte:

Stell dir vor, du bist ein Tier mit einem Häuschen oder Panzer auf dem Rücken. Ich denke gerne an die Weinbergschnecke oder Schildkröte (▶ Abb. 6.4).

Wenn du eine Situation erlebst, in der dir gerade alles zu viel wird, es dir zu laut, zu grell, zu voll ist oder du dich von deinen Gefühlen überwältigt fühlst, nimm dir etwas Zeit und ziehe dich in Gedanken in dein Schneckenhaus oder deinen Panzer zurück.

Stelle dir bildlich vor, wie die Schnecke ihre Fühler einzieht, um sich zu schützen oder die Schildkröte den Kopf unter den Panzer steckt.

Mach es dir gemütlich in deinem Haus und atme durch.
Achte auf aufkommende Gefühle in deinem Körper oder Gedanken, die dir durch den Kopf gehen. Registriere sie, schenke ihnen Beachtung, z. B. deiner schnellen Atmung oder den wütenden Gedanken, und versuche sie dann durch Abwarten zur Ruhe kommen zu lassen.

Nimm dir Zeit.

Danach komme langsam wieder aus deinem gedachten Haus heraus. Strecke die Fühler und oder den Kopf raus und spüre nach, ob du gelassener bist.

Berichte, wenn du möchtest und falls es ein Gegenüber für den Auslöser gab, von deinen Eindrücken und Gefühlen, die entstanden sind, wegen denen du dich zurückgezogen hast.

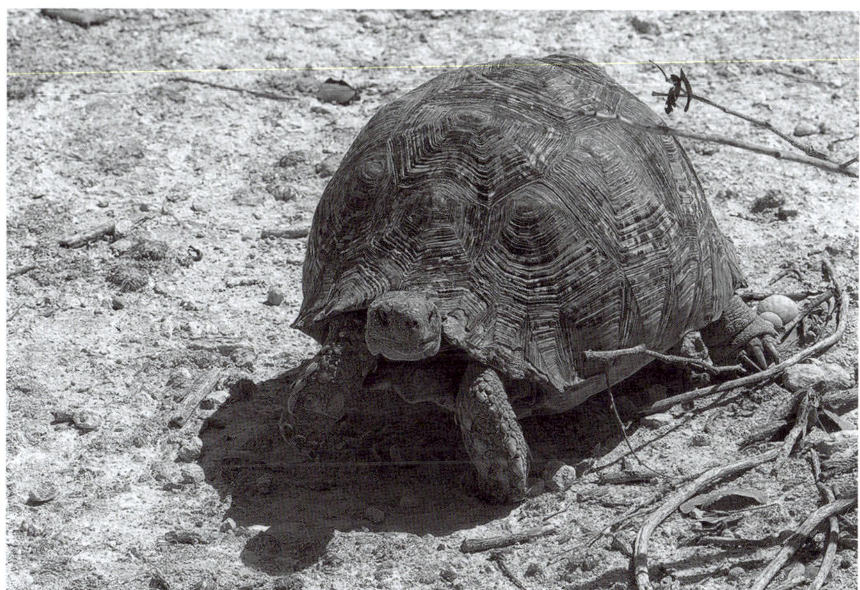

Abb. 6.4:   Schildkröte (Pixabay, makabera, 2025)

Hole dir Hilfe, wenn dich deine Gefühle zu überfordern drohen.   Zu beachten

- Baue verschiedene Tiere oder Gegebenheiten ein, die zu dir passen.   Variationen
- Lass dir die Geschichte von deinem Übungspartner erzählen, um dich ganz auf deine körperlichen Vorgänge einzulassen und zu konzentrieren.

6.4 „Blickwechsel" – Kopfüber/ Brustwirbelsäulendehnung

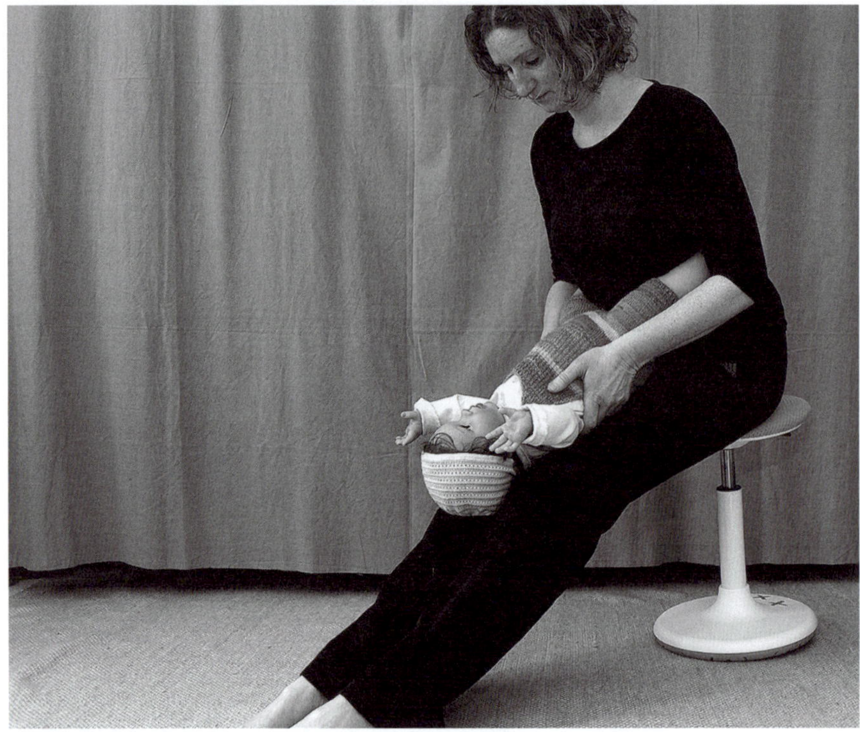

Abb. 6.5:   „Blickwechsel" – Partnerübung sitzend

Materialinfo   Stuhl/Hocker.
    Partner.

Zielausblick   Entspannung durch Blickwechsel, veränderte Bedingungen der Organe und Streckung der Brustwirbelsäule.

Hintergrund   Die Dehnung der Brustwirbelsäule entspannt auch die umgebenden Strukturen, vor allem die Muskulatur. Diese wiederum liegt genau über dem Bereich des sympathischen Grenzstranges (▶ Kap. 6.2). So entsteht durch die Dehnung mehr Raum für die austretenden Nerven und Stress in Form von Verspannung und Druck in diesem Bereich kann reduziert werden.

Der Perspektivenwechsel, der sich durch die Position „kopfüber" ergibt, wirkt beruhigend gegen Aufregung, Wut und Ärger. Die Organe werden angeregt, anders gegen die Schwerkraft zu arbeiten, das Gehirn bekommt neue stimulierende Reize. Gerade für das Zwerchfell, den großen Atemmuskel, ist die Position gegen die Schwerkraft zu arbeiten eine wichtige, die zur Atemvertiefung führt. Diese wiederum bewirkt eine Entspannung im ganzen Körper durch mehr Sauerstoffzufuhr und eine gute Durchbewegung der inneren Organe. Auch Gefäße und Nerven wie

84

der Nervus Vagus, aus dem parasympathischen, entspannenden Nervensystem, treten durch das Zwerchfell hindurch und werden bei tiefen Atemzügen angeregt.

Aus meiner Erfahrung ist dies eine sehr hilfreiche und beliebte Übung bei Kindern, um zwischendurch zu entspannen.

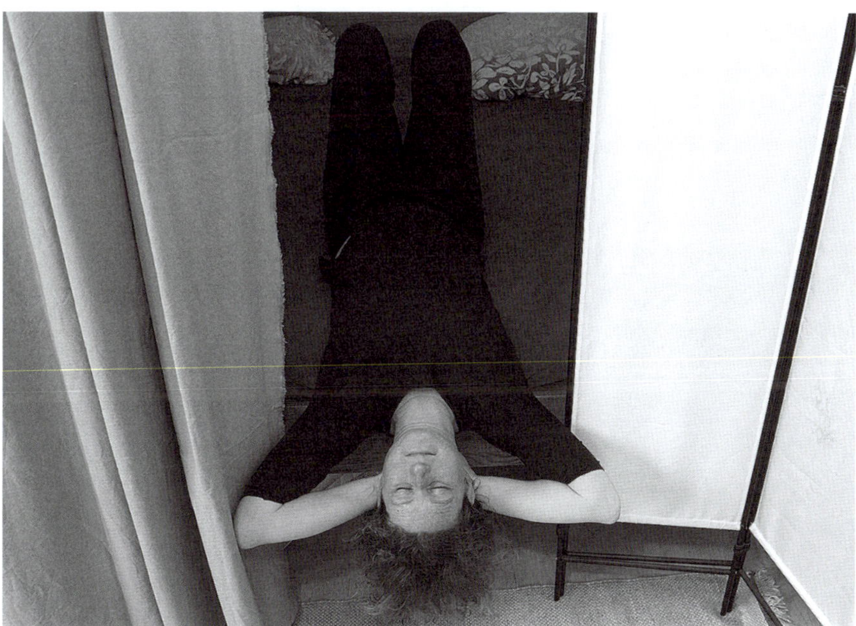

Abb. 6.6: Dehnung überhängend an der Bettkante

Dein Übungspartner sitzt auf dem Stuhl/Hocker und nimmt dich mit dem Blick ihm zugewandt auf den Schoß. Er hält dich am Brustkorb und legt dich sanft mit dem Rücken auf seine nach unten ausgestreckten Beine. Dein Oberkörper und Kopf liegen wohl gebettet auf seinen Beinen. Du versuchst diese Position zu genießen, dich zu entspannen und die Dinge um dich herum aus deinem neuen Blickwinkel zu betrachten (▶ Abb. 6.5). — Übungsaufbau

Achtung, bei dieser Übung ist gute Körperkontrolle des Übungspartners gefragt, ansonsten besteht Absturzgefahr. Der Kreislauf des Kindes muss stabil sein, es dürfen keine Herzprobleme vorliegen. Bei größeren Kindern ist abzuschätzen, ob sie noch gehalten werden können, ansonsten die unten beschriebene Variation ▶ Abb. 6.6 assistieren. Nicht gegen Widerstand ausführen. Zu Beginn kann die Position „kopfüber" auf manche Kinder beängstigend wirken. — Zu beachten

Wenn du schon größer bist, oder keine Partnerübung möchtest, lege dich mit aufgestellten Beinen auf den Rücken in ein Bett oder auf ein Sofa ohne Armlehne/Umrandung. Schiebe dich nun vorsichtig nach hinten, bis dein Kopf und der Oberkörper ungefähr zur Hälfte über die Kante ragt. Nun lass den Kopf vorsichtig nach unten hängen, dies erzeugt eine Dehnung auf die Wirbelsäule. Deine Hände können den Nacken stützen (▶ Abb. 6.6) oder du hältst dich damit am Bett/Sofa, um dich vor dem Abrutschen zu sichern. — Variationen

6.5 „Alles im Schwung" – Beckenkreise/ Körperverbindung

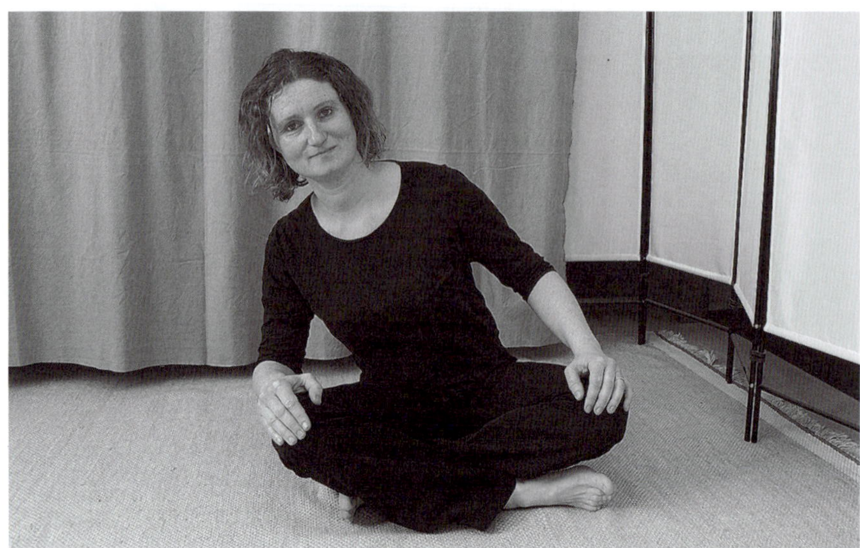

Abb. 6.7: Beckenkreise im Schneidersitz

Materialinfo Kein Material benötigt.
Optional Stuhl/Hocker.

Zielausblick Diese Übung bringt ausgleichende Bewegungen für den Körper.
Es entsteht Entspannung durch die Bewegung und damit eine bessere Durchblutung des Körpers.
Durch den zusätzlichen Fokus auf die Atmung wird die Konzentration verbessert.

Hintergrund Die Verbindung von Ober- und Unterkörper wird gestärkt. Im Bereich des Beckens befinden sich viele wichtige Organe und auch Energiezentren, die durch die Bewegung stimuliert werden.
Die Konzentration auf den Atemfluss hilft, die Gedanken zu bündeln oder bestenfalls auszuschalten und fördert somit die Entspannung und im Anschluss die Konzentrationsfähigkeit.

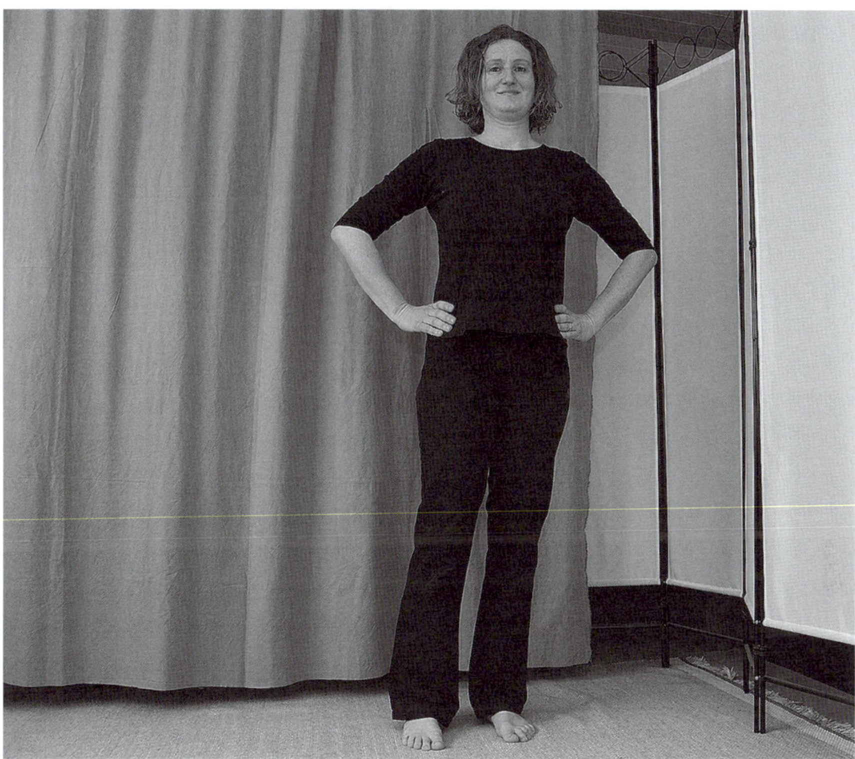

Abb. 6.8:   Beckenkreise stehend

Setze dich bequem auf den Boden (Schneidersitz falls möglich ▶ Abb. 6.7) oder auf einen Stuhl/Hocker.   Übungsaufbau

Beginne über den Oberkörper im Bereich des Beckens Kreise durchzuführen. Zunächst in eine Richtung, solange du dich wohlfühlst, dann in die andere. Du kannst dir ein Karussell an deiner Beckenregion vorstellen.

Am Ende der Übung solltest du dich angenehm entspannt, vielleicht auch wohlig durchwärmt fühlen.

Dies ist eine Wohlfühlübung, sie soll einfach nur guttun und angenehm sein.   Zu beachten

- Wenn du dich gut im Schwung der Kreise fühlst, kannst du die Atmung bewusst hinzunehmen. Im vorderen Bogen des Halbkreises atmest du ein, im hinteren aus. Variationen
- Auch im Stehen ist diese Übung möglich (▶ Abb. 6.8). Dann liegt der Fokus nicht so sehr auf dem Becken, sondern es entstehen weiterlaufende Bewegungen in die Beine. Eine gute Möglichkeit der Durchbewegung für Zwischendurch.

6.6 „Flatterfeder" – Arme flattern/Füße federn

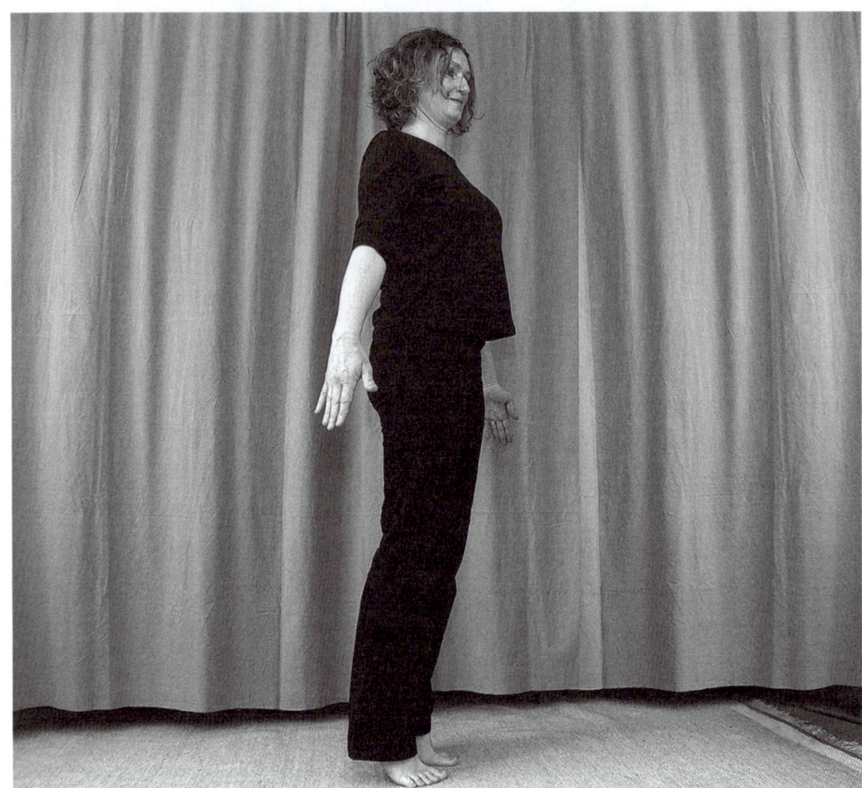

Abb. 6.9: „Flatterfeder" im Stehen

Materialinfo Kein Material benötigt.
Bei Bedarf Stuhl/Hocker.

Zielausblick Entspannung finden, Energie auftanken über Abschütteln der Anspannung und Aktivierung der Faszien (Bindegewebsstrukturen, die unsere Muskeln und Organe umgeben).

Hintergrund Das Flattern mit den Armen wird von einigen Menschen im Autismus-Spektrum unwillkürlich ausgeführt, um Anspannung abzubauen. In dieser Übung wollen wir uns dies bewusst zunutze machen.

Das Federn über die Füße regt die Dorsalfaszie (Gewebeverbindung von den Füßen über den Rücken bis zur Stirn) an. Dies bringt Energie in den Körper, regt den Stoffwechsel an und kann Verklebungen der Strukturen lösen. Dies wiederum verbessert den Flüssigkeitshaushalt im Körper.

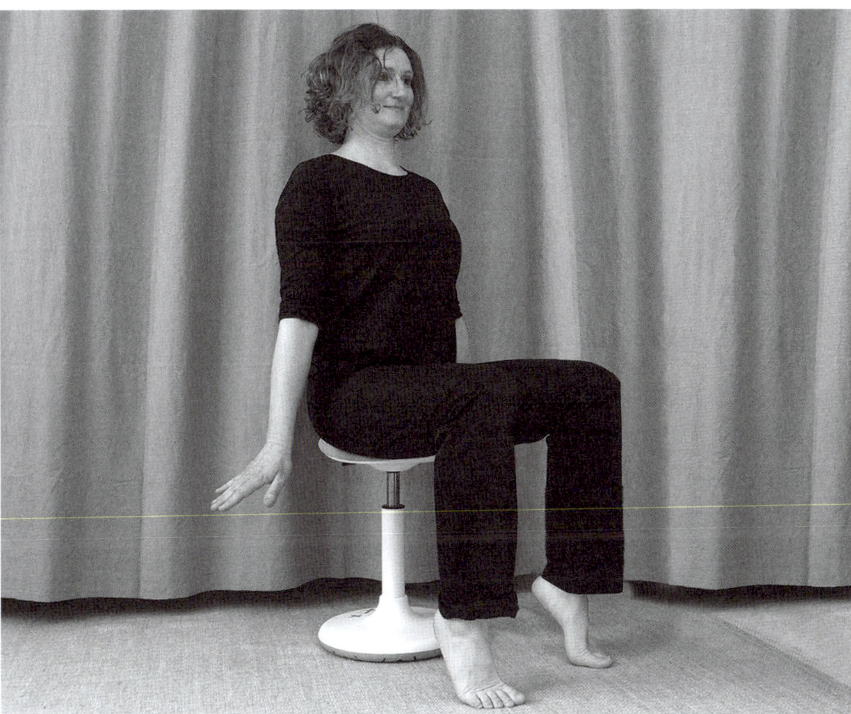

Abb. 6.10: „Flatterfeder" im Sitzen

Du stellst dich aufrecht, mit etwas Platz um dich herum, in den Raum. Mit den Fersen beginnst du, beidseitig gleichzeitig zu wippen/federn. Es entstehen kleine Auf- und Abbewegungen, die deinen Körper hochdrücken und wieder am Boden landen lassen. Achte auf eine sanfte, leise Landung und wähle ein schnelles Tempo der sich wiederholenden Bewegungen. Wie ein kleiner Gummihüpfball federst du auf der Stelle am Boden. Dein ganzer Körper kommt in schwingende, wippende Bewegungen. Federe so lange, wie es angenehm für dich ist.

Als isolierte Übung oder auch in Kombination mit dem Federn der Füße kannst du mit den Armen flattern (▶ Abb. 6.9). Dazu mit den nach unten locker gestreckten Armen schnelle kleine Bewegungen ausführen, wie ein kleiner Vogel, der fliegen lernen möchte. Die Position der Arme kann sich verändern, während du die schnellen Schüttelbewegungen beibehältst.

Bewege dich, solange du dich wohlfühlst beziehungsweise bis du alle Anspannung abgeschüttelt hast.

Sanfte, leise Landung der Fersen beim Federn.
Übung im Wohlfühlbereich und nach eigenen Kraftreserven dosieren.

- Wähle für eine Übungseinheit oder Anwendung unterwegs nur die Arme oder nur die Füße aus.
- Auch im Sitzen ist diese Übung möglich (▶ Abb. 6.10). Dann federt sie nicht durch den ganzen Körper, aber aktiviert die Beinmuskulatur.

Übungsaufbau

Zu beachten

Variationen

6.7 „Stressblocker" – Entspannung des Kopfwendemuskels

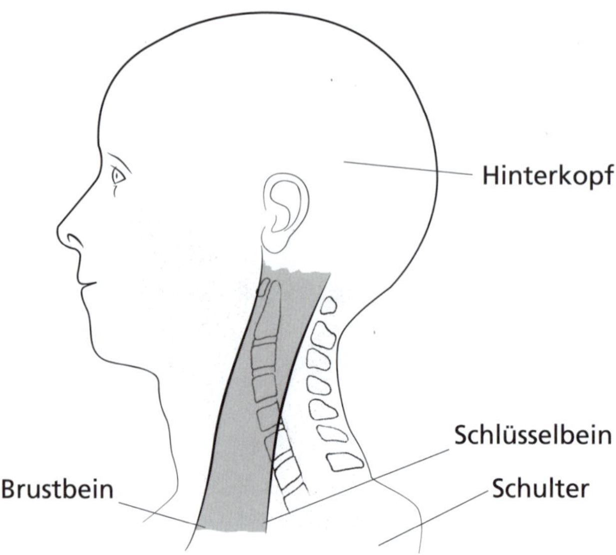

Abb. 6.11: Muskelverlauf M. Sternocleidomastoideus

Materialinfo Kein Material benötigt.
Als Partnerübung möglich.

Zielausblick Entspannung der Muskulatur, die häufig verspannt ist und Einfluss auf den Kopf, seine Durchblutung und die durchtretenden Nerven hat.
Bessere Konzentrationsfähigkeit, Kopfschmerzreduktion.

Hintergrund Der Muskel Sternocleidomastoideus hat Einfluss auf den Schädel, da er am Schläfenknochen festmacht und bei Verspannung an diesem zieht. In diesem Knochen befindet sich das Gehör und Gleichgewichtsorgan (siehe auch ▶ Kap. 4.1).

Zudem haben einseitige Spannungszustände, die bei Menschen im Autismus-Spektrum häufig zu finden sind (Rosenberg, 2020), einen Einfluss auf die Ausrichtung der Schultern und der Wirbelsäule. Für ein beschwerdefreies Funktionieren der Gelenke und damit des Körpers ist eine zentrierte Ausrichtung wichtig. Somit steuert der Spannungszustand des Muskels unser Wohlbefinden, da er Kopf und Körper miteinander verschaltet und ausrichtet, oder Fehlspannungen überträgt.

Der 11. Hirnnerv, der diesen Muskel nerval ansteuert, gehört zum sogenannten sozialen Nervengeflecht (Rosenberg, 2020), welches wiederum den Nervus Vagus (den „Entspannungsnerv") mit beinhaltet. Beide Nerven verlaufen eng zusammen verflochten und können sich gegenseitig beeinflussen. So gibt ein entspannter Muskel den durchlaufenden Gefäßen und Nerven mehr Freiraum für eine bessere Funktion.

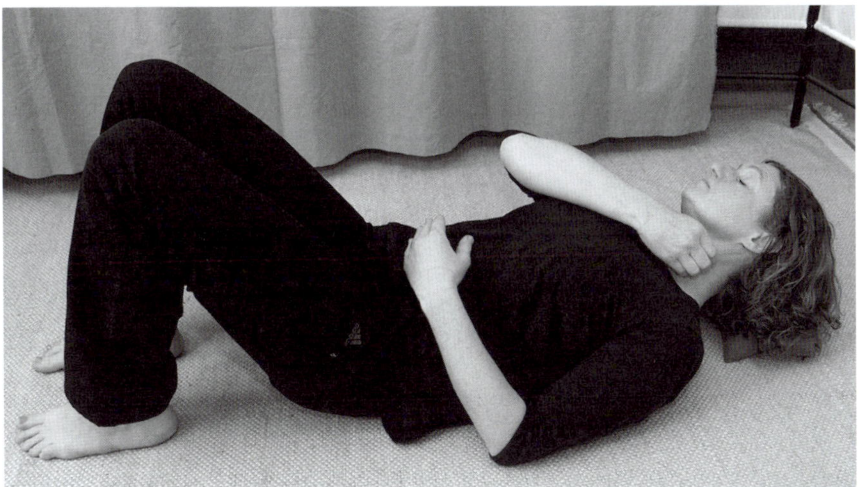

Abb. 6.12: Muskeleigenbehandlung im Liegen

Lege dich entspannt auf den Rücken, mit aufgestellten Beinen, sodass auch dein unterer Rücken entspannt aufliegt.

Deine diesem Muskel gegenüberliegende Hand greift sanft an den Muskel. Am besten drehst du den Kopf leicht zur Seite der behandelnden Hand hin. Die Hand nimmt den Muskel nahe dem Ohr zwischen Daumen und die anderen Finger (▶ Abb. 6.12). Nun kannst du den Muskel sanft vom Hals wegziehen oder ihn auskneten (Melkbewegung).

Wandere seinem Verlauf entlang Richtung Schlüsselbein. An schmerzhaften Stellen oder festen Knötchen bleibst du länger, bis sie weicher werden, oder der Schmerz nachlässt.

Arbeite im Wohlfühlbereich und immer nur auf einer Seite, da sich in diesem Gebiet am Hals empfindliche Strukturen für die Durchblutung und die Eigenmessung des Blutdrucks im Körper befinden. Auch kann ein zu starkes Behandeln zunächst Kopfschmerzen triggern, da hier einige Verspannungspunkte liegen, die in dein Gesicht und den Kopfbereich ausstrahlen.

- Auch im Sitzen ist eine Eigenbehandlung auf beschriebene Weise möglich.
- Als Partnerübung kann der Partner am Kopfende sitzen, während die zu behandelnde Person auf dem Rücken liegt. Wieder ist einseitiges Arbeiten wie bereits beschrieben wichtig und eine gut dosierte Absprache für die Stärke des Griffs zur Entspannung wesentlich.

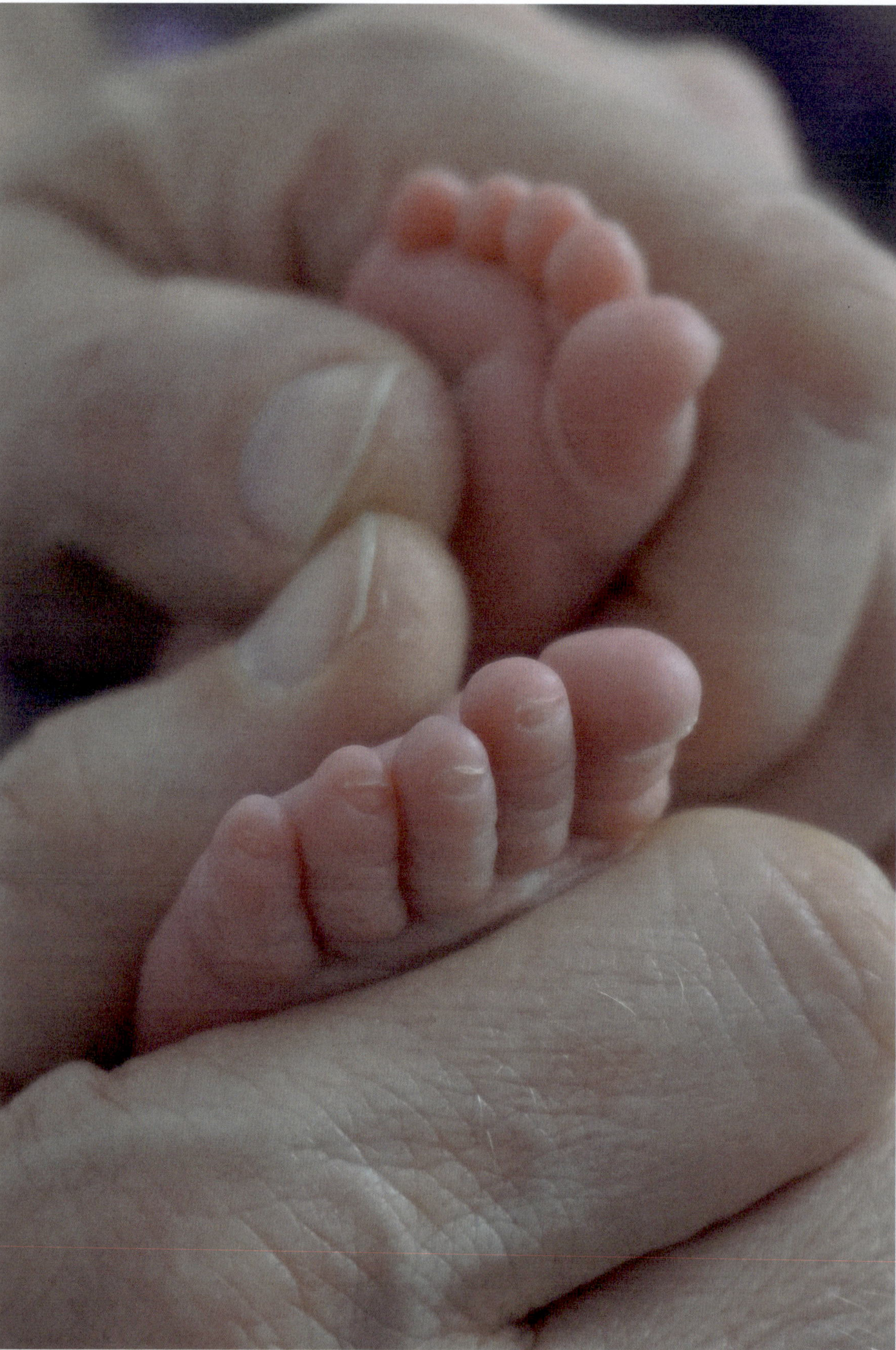

Ausklang

7 Entspannung

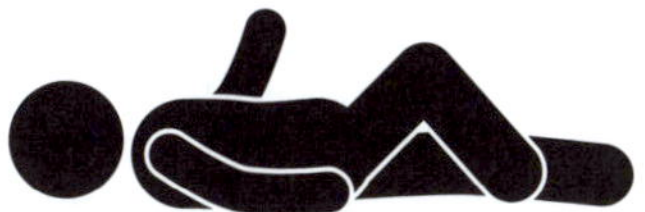

7.1 Anatomische und physiologische Gegebenheiten

Was verbinden wir mit Entspannung? Ausruhen, sich erholen, Sport treiben, TV schauen, zu Ruhe kommen, bei sich sein, sich geborgen fühlen?

Oxytocin, das sogenannte Bindungs- und Wohlfühlhormon, wird durch jeden angenehmen Hautkontakt ausgeschüttet. Im Gehirn werden durch diese Ausschüttung Strukturen (in der Amygdala) angeregt, die eine wichtige Rolle bei der Stressregulation übernehmen. Das Hormon wirkt beruhigend, senkt den Blutdruck sowie den Cortisolspiegel und ist schmerzstillend. Zudem entfaltet es bedeutende Wirkungen beim Geburtsprozess und Stillen.

Ziel von Entspannungsverfahren ist die Entspannungsreaktion. Einerseits auf körperlicher Ebene, nervlich (Aktivierung des parasympathischen Systems) und organisch (z. B. muskulär), anderseits psychisch durch Gefühle wie Gelassenheit, Wohlbefinden und Zufriedenheit, mit dem Effekt einer gesteigerten Fähigkeit zur Konzentration, Körperwahrnehmung und Selbstregulation.

Durch wiederholte Anwendung der Entspannungsübungen entsteht eine neuronale (nervliche) Bahnung und somit Stabilisierung im Gehirn, die ein schnelles und routiniertes Abrufen auch in Stresssituationen ermöglicht.

Besonderheiten der Entspannungsfähigkeit im Autismus-Spektrum

Anspannung ist bei Menschen im Autismus-Spektrum ein häufiges Thema. Sei es durch den Druck, sich anpassen zu müssen an gesellschaftliche Normen oder das Gefühl, nicht dazu zu passen. Auch Angst vor neuen oder ungewohnten Situationen und Muskeldysbalancen (Muskelspannung durch vermutete Veränderungen im anders ausgeprägten Kleinhirn, siehe ▶ Kap. 3.1) können die Spannung im Körper erhöhen.
Berührung kann bei Autisten sehr erwünscht sein und genossen werden. Manchmal kann das Verlangen danach nicht genügend ausgedrückt werden. In anderen Momenten oder bei manchen Menschen ist sie grundsätzlich unerwünscht oder unerträglich, oftmals wegen der Reizüberflutung (Temple Grandin, 2024).

Falls Berührung möglich ist, lohnt es sich anzusprechen, in welcher Form und Festigkeit, in welchem Zustand und zu welcher Tageszeit sie angenehm ist.

Ebenso können auch viele der geschilderten Übungen in Eigenbehandlungen umgewandelt werden, sodass eine Anwendung ohne fremde Berührung möglich ist und diese vielleicht erträglich macht.

Viel Freude beim Ausprobieren!

7.2 „Bäckerei" – Wahrnehmung/Entspannung fördern

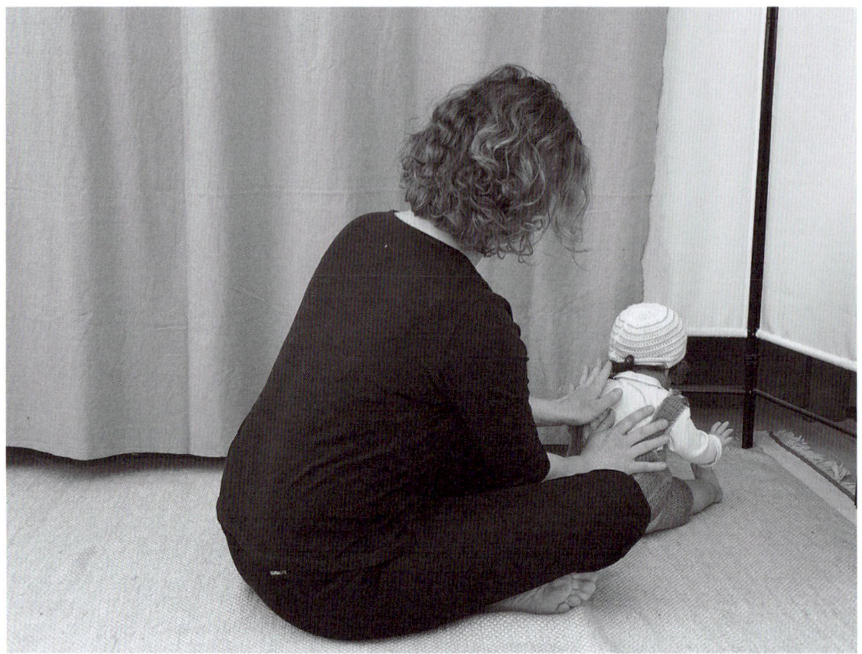

Abb. 7.1: Partnerübung „Pizza backen"

Materialinfo Partner.
Optional Stuhl/Hocker.

Zielausblick Über Geschichten und aktive Wahrnehmung Entspannung fördern.

Hintergrund Ablenkung vom Gedankenkreisen. Über Dinge lange zu grübeln oder alles bis ins Detail im Kopf vorauszuplanen, ist ein Merkmal autistischer Menschen. Dies kann sehr viel Energie in Anspruch nehmen und sehr ermüdend sein.

Auch die Wahrnehmung wird bei dieser Übung weiter geschult (siehe mehr dazu in ▶ Kap. 2.1).

Der Tastsinn und vor allem unsere häufig unbewusst erlebte Körperrückseite wird angesprochen.

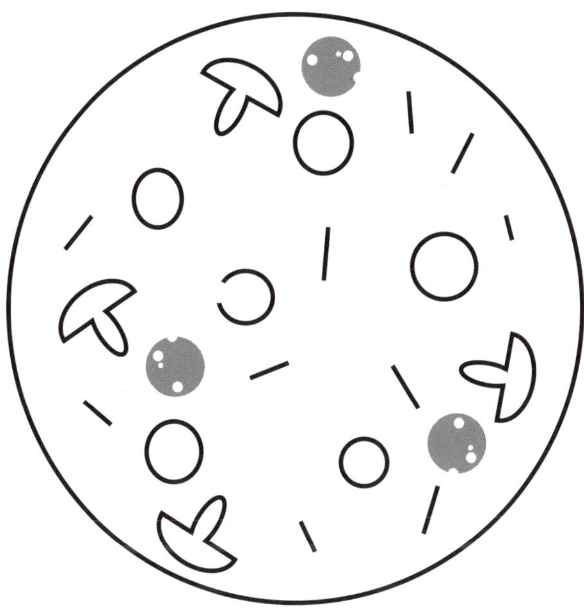

Abb. 7.2:   Pizza als Inspiration

Setze dich entspannt hin, mit dem Rücken zu deinem Partner (▶ Abb. 7.1), oder lege dich auf den Bauch.   Übungsaufbau

Dein Übungspartner beginnt nun, auf deinem Rücken zu backen.

Zuerst mit „Teig kneten", das sind festere Massagegriffe, dann den „Teig ausrollen" und anschließend glatt streichen.

Für die Pizza kann Tomatensoße sanft mit den Handflächen aufgetragen werden und dann wird punktuell der Belag verteilt. Große Scheiben wie Tomaten, Mozzarella, Salami mit dem Handteller, kleinere Dinge wie Oliven, Kapern und Mais mit den Fingerbeeren. Zum Schluss Käse und Gewürz fein darauf tüpfeln.

Wer es mag, kann nach dem „Backen" die Pizza noch mit den Handkanten „aufschneiden".

Durchführung im Wohlfühlbereich.   Zu beachten

- Wenn du es lieber süß magst, lass dir zum Beispiel einen Apfelkuchen backen. Nach dem Ausrollen des Teigs kommt eine Creme darauf gestrichen, Haselnüsse und Apfelscheiben darauf und zum Schluss werden Streusel und Rosinen aufgetupft.   Variationen
- Lass deiner Fantasie freien Lauf (▶ Abb. 7.2) und setze sie mit deinen Händen und Fingern in verschiedenen Formen und Griffen um.
- Wenn du keine Fremdberührung möchtest, backe selbst auf einer dir gut zugänglichen Stelle wie deinen Oberschenkeln, wenn du z. B. auf einem Stuhl sitzt.

7.3 „Beruhigungspunkt" – hilfreiche Akupressur

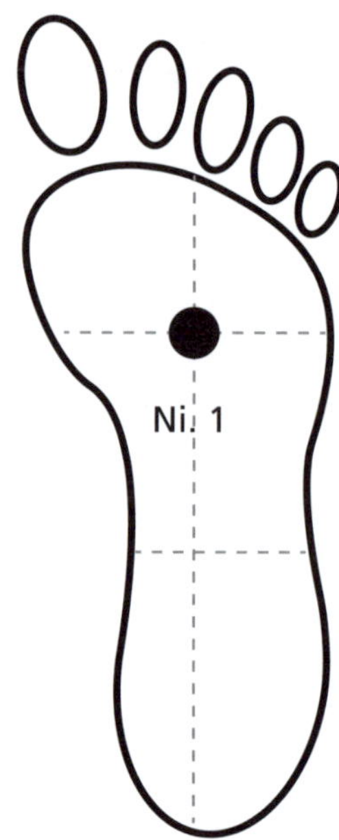

Abb. 7.3: Akupressurpunkt am Fuß

Materialinfo Kein Material benötigt.
Partnerübung.
Bei Bedarf Matte.

Zielausblick Entspannung fördern durch den Akupressurpunkt Niere 1.
Dieser beruhigt unter anderem den Geist.

Hintergrund Die Druckbehandlung eines Punktes kann die Information durch ein Leitbahnennetz (Meridian- und Nervenbahnen) verteilen. Der Energiefluss wird angeregt. Es erfolgt ein Adrenalinabbau (Stresshormon) und eine Oxytocinausschüttung (Bindungs- und Kuschelhormon).
Ein eher stärkerer Druck wirkt beruhigend.

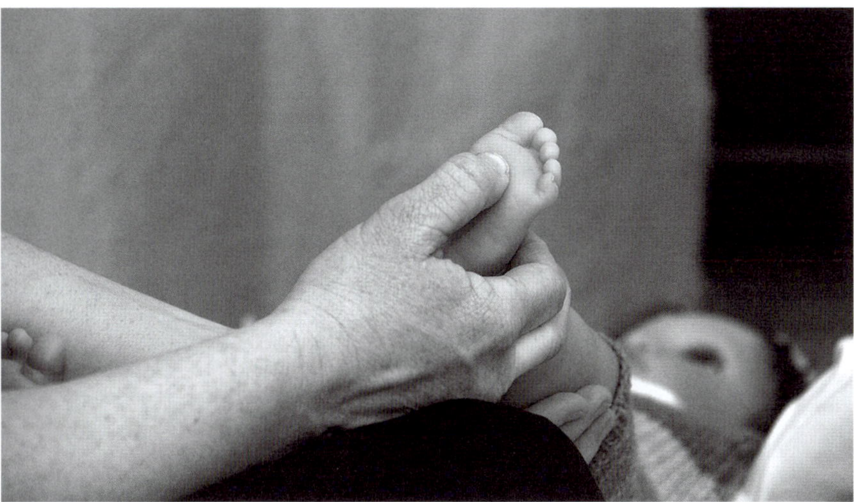

Abb. 7.4:   Akupressurbehandlung in Rückenlage

Lege dich entspannt auf den Rücken. Dein Partner tastet deine Fußsohle in der vorderen Hälfte nach einer Vertiefung ab. In der Mitte gelegen, zwischen Vorfuß und Mittelfuß, befindet sich eine Vertiefung (▶ Abb. 7.1). Oft ist eine empfindliche oder verhärtete Stelle spürbar. Das ist der Akupressurpunkt Niere 1.   Übungsaufbau

Mit der Fingerkuppe wird senkrecht auf den Punkt ein angenehmer, fester Druck ausgeübt, der, wenn möglich, über mehrere Atemzüge gehalten wird (▶ Abb. 7.4).

Nur auf intakter, nicht verletzter Haut durchführen. Bei ernsthaften Gesundheitsbeeinträchtigungen Behandlung unterlassen.   Zu beachten

Die Behandlung sollte nicht schmerzhaft sein, jedoch soll sich ein Ziehen, Brennen oder Wärmegefühl am behandelten Punkt entwickeln.

- Kleine Kinder können zur Behandlung auch auf den Schoß genommen werden.   Variationen
- Sind Berührungen mit Bewegung erwünscht, kann kurz, kräftig und schnell gegen den Uhrzeigersinn für 30–60 Sekunden gekreist werden. Dies hat eine beruhigende Wirkung.
- 50 Mal einen kleinen, kräftigen Schub vom Punkt in Richtung Zehen geben, beruhigt ebenfalls.

7.4 „Scheitelnaht" – Entspannungsimpulse über den Kopf senden

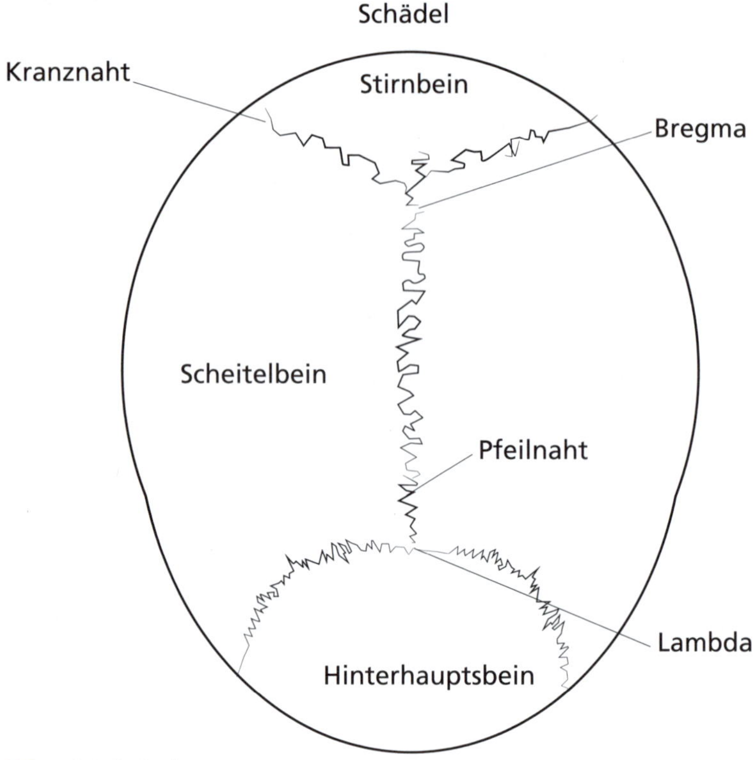

Abb. 7.5:   Scheitelnaht

Materialinfo   Partnerübung.
Bei Bedarf Matte.

Zielausblick   Entspannung über die Stimulation der offenen Nervenenden im Bereich der Scheitelnaht unter der Kopfhaut.

Hintergrund   In der Cranio-Sacral-Therapie liegt ein großer Schwerpunkt in der Behandlung der sogenannten Suturen, also den Nähten, die zwischen Knochenverbindungen entstanden sind. Knochen, die in der embryonalen Anlage als getrennt angelegt waren und später zusammenwachsen. In dieser Therapieform wird davon ausgegangen, dass eine Restbeweglichkeit erhalten bleibt und man darüber die umliegenden Strukturen mitbehandeln und beeinflussen kann, beziehungsweise entstandene Läsionen (Verklebungen) lösen kann.

Die Behandlung der sagittalen Sutur, der Pfeilnaht, ähnlich einem Mittelscheitel, wirkt sehr beruhigend.

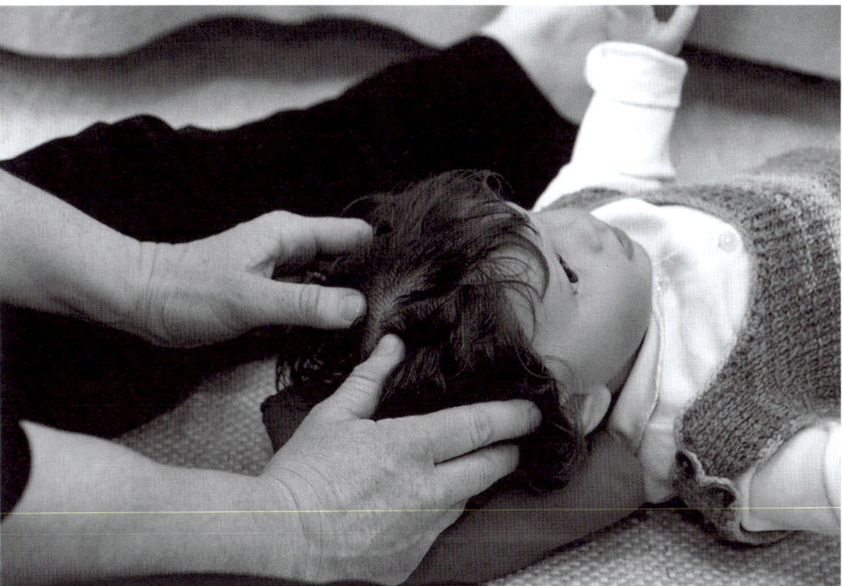

Abb. 7.6: Behandlung der Pfeilnaht in Rückenlage

Bequeme Rückenlage, der Partner sitzt am Kopfende. Die Scheitelnaht verläuft   Übungsaufbau
nach der Fontanelle (dem Bregma), die oft als kleine Grube tastbar ist und bei
Säuglingen abgetastet und nach deren Verschluss beurteilt wird, an den Hinterkopf (▶ Abb. 7.5).

Es ist in etwa so vorstellbar, als wenn wir uns als Frisur einen Pony nach vorne
kämmen und anschließend einen Mittelscheitel ziehen würden. Die Scheitelbeine
(Knochen oben am Kopf), liegen rechts und links dieser Naht.

Hat der Übungspartner sich an den Strukturen orientiert, kann er vorsichtig
und langsam im Wechsel rechts und links dieser Naht mit ca. 1 Gramm Gewicht
mit den Daumenkuppen in die Tiefe sinken (▶ Abb. 7.6). So wandert man von der
Fontanellengrube den gedachten Scheitel entlang bis an den Hinterkopf.

Leichte Berührung. Eher ein Ablegen der Fingerkuppen als ein Drücken.   Zu beachten

Du selbst oder dein Übungspartner kann auch sanft von der Stirn vorne bis an den   Variationen
Hinterkopf mit gefächerten Fingerkuppen den Scheitel mehrfach entlang „kämmen", bis eine beruhigende Wirkung eintritt.

Diese Technik ist unspezifischer und benötigt keine so klare Orientierung an
den Körperstrukturen, erreicht aber noch ein paar Akupressurpunkte, die auf dem
Kopf gelegen sind, und wird somit zur entspannenden Kopfmassage.

7.5 „Wadenwohl" – ausgleichende, lockernde Beinmassage

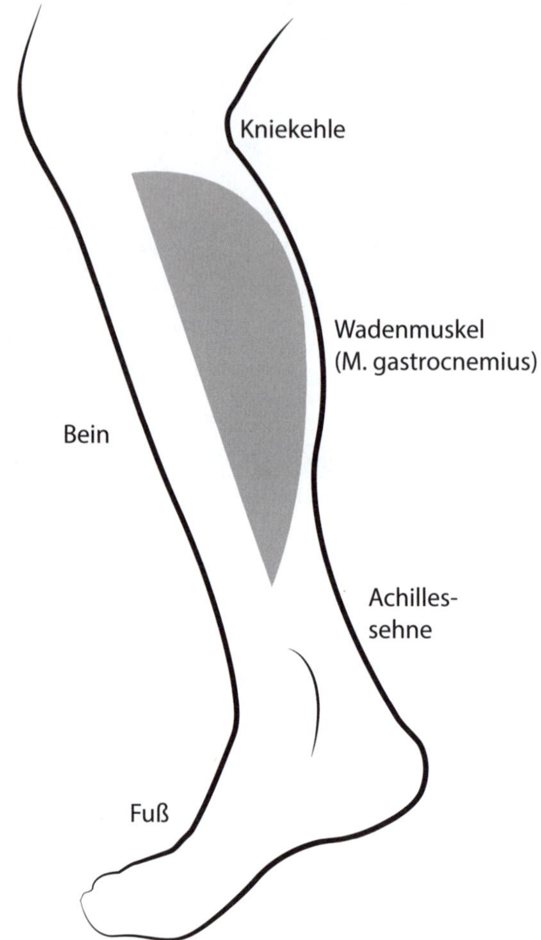

Abb. 7.7: Wadenmuskulatur

Materialinfo Partnerübung.
 Bei Bedarf Matte.

Zielausblick Entspannung durch Lockerung und Entspannung der Wadenmuskulatur.

Hintergrund Die Wadenmuskulatur wird beim Gehen vielfältig belastet. Da bei Menschen im Autismus-Spektrum ein unsymmetrisches Gangbild vorliegen kann (Attwood, 2022), kommt es häufiger zu einseitig verspannten Muskeln bis hin zu Wadenkrämpfen.

 Die Massage setzt durch die Durchblutungssteigerung den Stoffwechsel in Gang. Dies fördert den Abtransport alter Abbaustoffe und bringt neue Nährstoffe zu den Muskelzellen. Die verspannte Muskulatur wird gelöst und auch das Wohlfühlhormon Oxytocin ausgeschüttet (siehe auch ▶ Kap. 7.1 Entspannung).

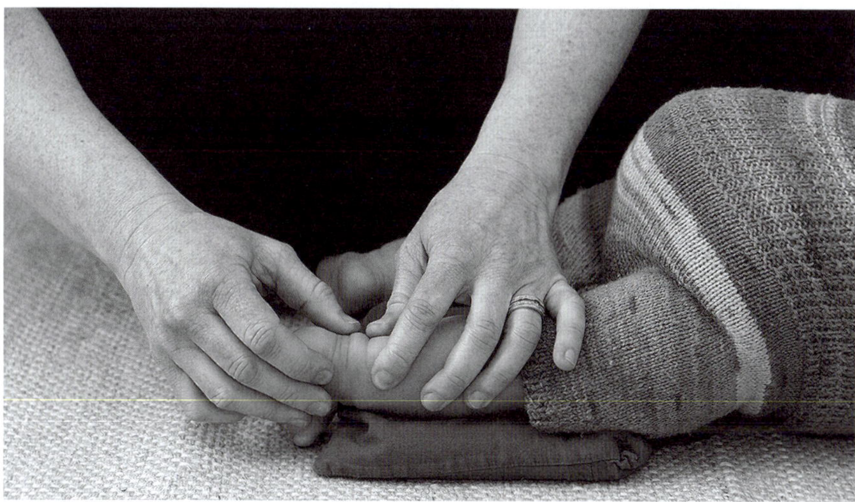

Abb. 7.8:   Behandlung der Wadenmuskulatur in Bauchlage

Lege dich entspannt auf den Rücken oder Bauch.   Übungsaufbau

Dein Übungspartner massiert dir die Wadenmuskulatur von der Ferse bis zur Kniekehle (▶ Abb. 7.7).

Im Bereich der Ferse an der Achillessehne (Vereinigung der Wadenmuskulatur, die am Knochen festmacht) eignen sich Griffe mit den Fingerbeeren wie zum Beispiel das Kneten, gegeneinander Querverschieben (▶ Abb. 7.8) der Sehne oder auch ein „Abzupfen".

Die dickeren Wadenmuskelbäuche rechts und links am Unterschenkel hinten werden flächig mit den Händen durchgeknetet/durchgewalkt.

Nur auf intakter Haut im Wohlfühlbereich arbeiten.   Zu beachten

Nicht auf verletzter, entzündeter Haut oder bei Infekten massieren.

- Die Massage kann auch im Sitzen durchgeführt werden (unterwegs).   Variationen
- Auch eine Eigenbehandlung ist möglich. Hierzu im Sitzen ans Bein hinunterbeugen und die Wade von rechts und links beidhändig massieren. Dazu die Füße gut am Boden aufstellen, damit die Muskeln loslassen können.
- Das Schaukeln mit den Füßen von der Spitze bis zur Ferse hin und her stellt auch eine Möglichkeit der Eigenbehandlung dar und ist gerade bei längerem Sitzen gut geeignet, die Durchblutung in Gang zu halten und einer Thrombose vorzubeugen.
- Ein Igelball oder zwei Tennisbälle in einen Socken eng aneinandergeknotet, können im Langsitz oder in der Rückenlage unter die Wade gelegt werden und über sanfte Eigenbewegung des Körpers kann der Bereich massiert werden.

105

7.6 „Losgelöst" – Flügelfrei/lösende Schulterblattmassage

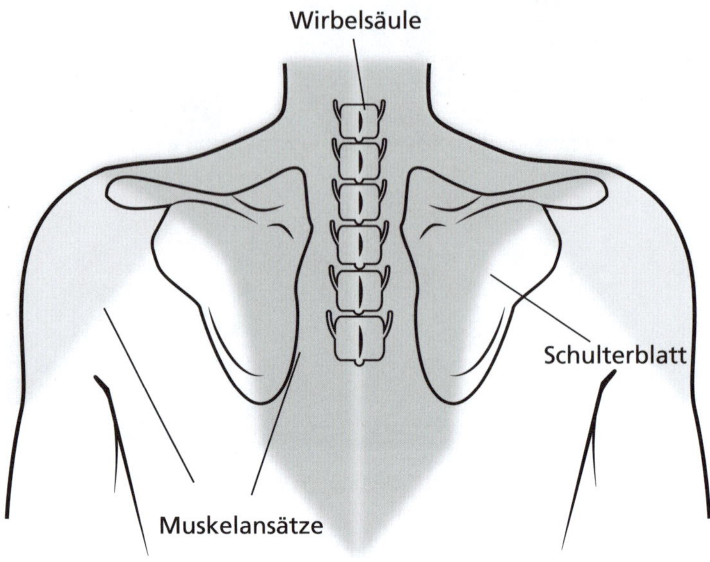

Abb. 7.9: Schulterblätter

Materialinfo   Partnerübung.
            Stuhl/Hocker.

Zielausblick   Entspannung über Lösung der oftmals verspannten Schulterblatt-Muskulatur.

Hintergrund   Die schulterblattumgebende Muskulatur ist bei den meisten Menschen durch ihr tägliches Tun verspannt. Sei es durch körperliche Arbeit oder Tätigkeiten am PC oder Handy. Auch an der Küchenzeile oder beim Handarbeiten fixieren wir uns bei der Arbeit meist sehr in diesem Bereich.

Menschen im Autismus-Spektrum haben häufig Mühe mit der Feinmotorik und konzentrieren und fixieren sich daher umso mehr. Und auch das Kleinhirn kann wie beschrieben (▶ Kap. 3.1) zu Fehlregulationen beitragen und die Muskelspannung erhöhen.

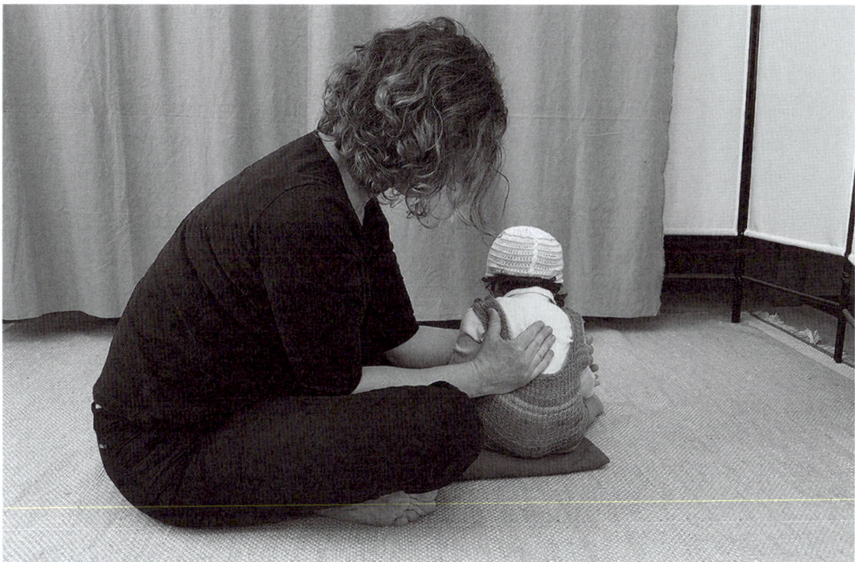

Abb. 7.10: Schulterblattbehandlung im Sitz durch den Übungspartner

Setze dich gemütlich hin. Die Arme möglichst nach vorne auf einen Tisch oder deine Oberschenkel abstützen.

Dein Partner massiert dich am Rücken im Bereich um die Schulterblätter. Das sind dreieckförmige Knochen (▶ Abb. 7.9), an denen vielen Muskeln festmachen, die gerne verspannen.

An den Knochenrändern entlang kann mit den Fingerkuppen massiert werden oder auch auf dem Schulterblatt selbst. Dieses kann auch flächig gegriffen und hin- und herbewegt werden (▶ Abb. 7.10).

Nur auf intakter Haut massieren, nicht bei Verletzungen oder Infektionen.

- Die Massage durch deinen Partner ist auch in Bauchlage möglich.
- Eine Eigenbehandlung gelingt dir auf dem Rücken liegend oder an die Wand gelehnt mit einem Igel- oder Tennisball zwischen Boden/Wand. Lege dich mit sanftem Druck darauf bzw. lehne dich an und warte, bis die Spannung weniger wird, die du verspürst, oder bewege dich leicht hin und her, so massiert dich der Ball.
- Auch eine Bewegung über die Arme lockert deinen Schulterblattbereich. Mache große „Flügelschläge" mit deinen Armen, auch über den Kopf. Zudem kannst du mit den Schultern in großen Kreisbewegungen nach hinten rollen.

Übungsaufbau

Zu beachten

Variationen

7.7 „Fußreize" – Behandlung des Fußes

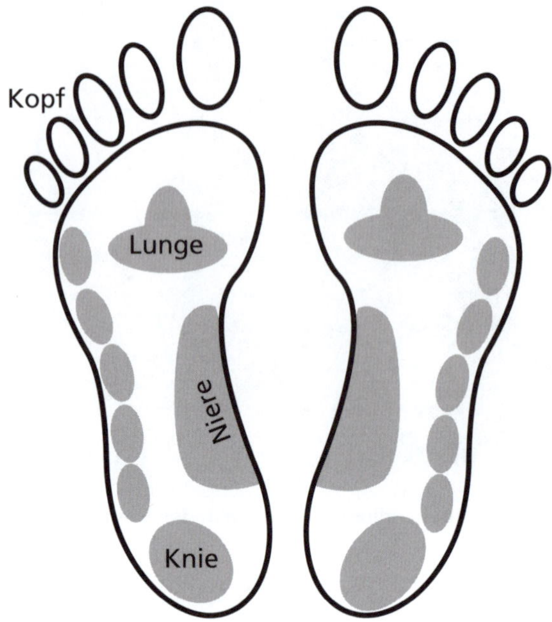

Abb. 7.11: Schema Fußreflexzonen

Materialinfo   Partnerübung.
Matte bei Bedarf.

Zielausblick   Entspannung über zufällig getroffene Reflexpunkte an der Fußsohle und über Massage viel belasteter Muskulatur durch Gehen und Stehen.

Hintergrund   Die Reflexzonen an der Fußsohle spiegeln Körperzonen wider (▶ Abb. 7.11). Diese können wie über einen „Klingelknopf" von dort angesprochen werden.

Die Behandlung des Fußes hat durch die Massage dieser Reflexzonen und der vielen dort festmachenden und uns durchs Leben tragenden Muskeln eine lösende, ausgleichende und erdende Wirkung.

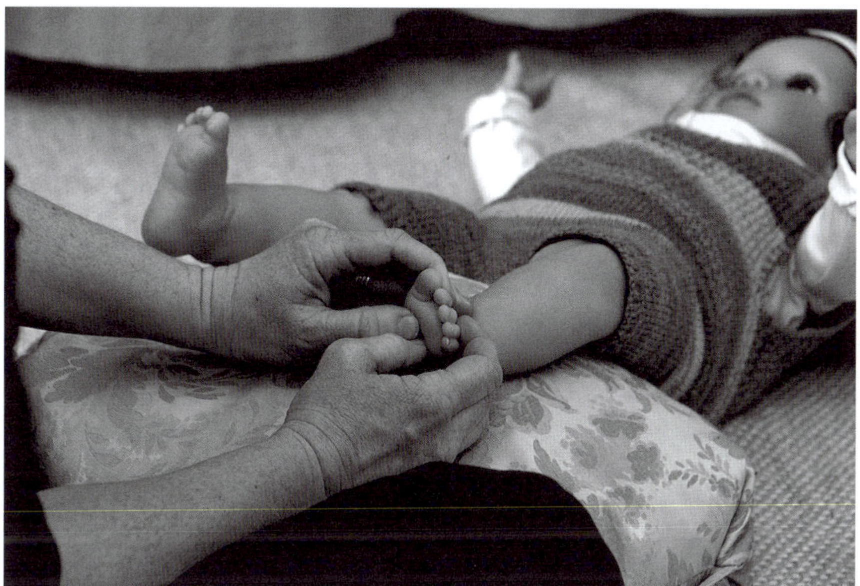

Abb. 7.12: Behandlung des Fußes in Rückenlage

Lege dich bequem auf den Rücken. Dein Übungspartner massiert dir die Füße. **Übungsaufbau**
An der Fußsohle kann er mit den Fingerkuppen verschiedene Punkte drücken oder verschiebend massieren.
Auf dem Fußrücken kann man mit den Fingern zwischen den Zehenstrahlen entlang zur Spitze streichen oder den Vorfuß auffächern. Dazu rechts und links die Fußaußenkante greifen und den Vorfuß zu einem Bogen aufspannen (▶ Abb. 7.12).

Im Wohlfühlbereich auf intakter Haut arbeiten. **Zu beachten**

Die Fußmassage ist auch in Eigenbehandlung möglich. Entweder den Fuß im Sitzen auf den anderen Oberschenkel legen und mit den Händen massieren oder einen Igel- oder Tennisball unter die Fußsohle legen und auf dem Boden mit etwas Druck leicht hin- und herrollen. **Variationen**

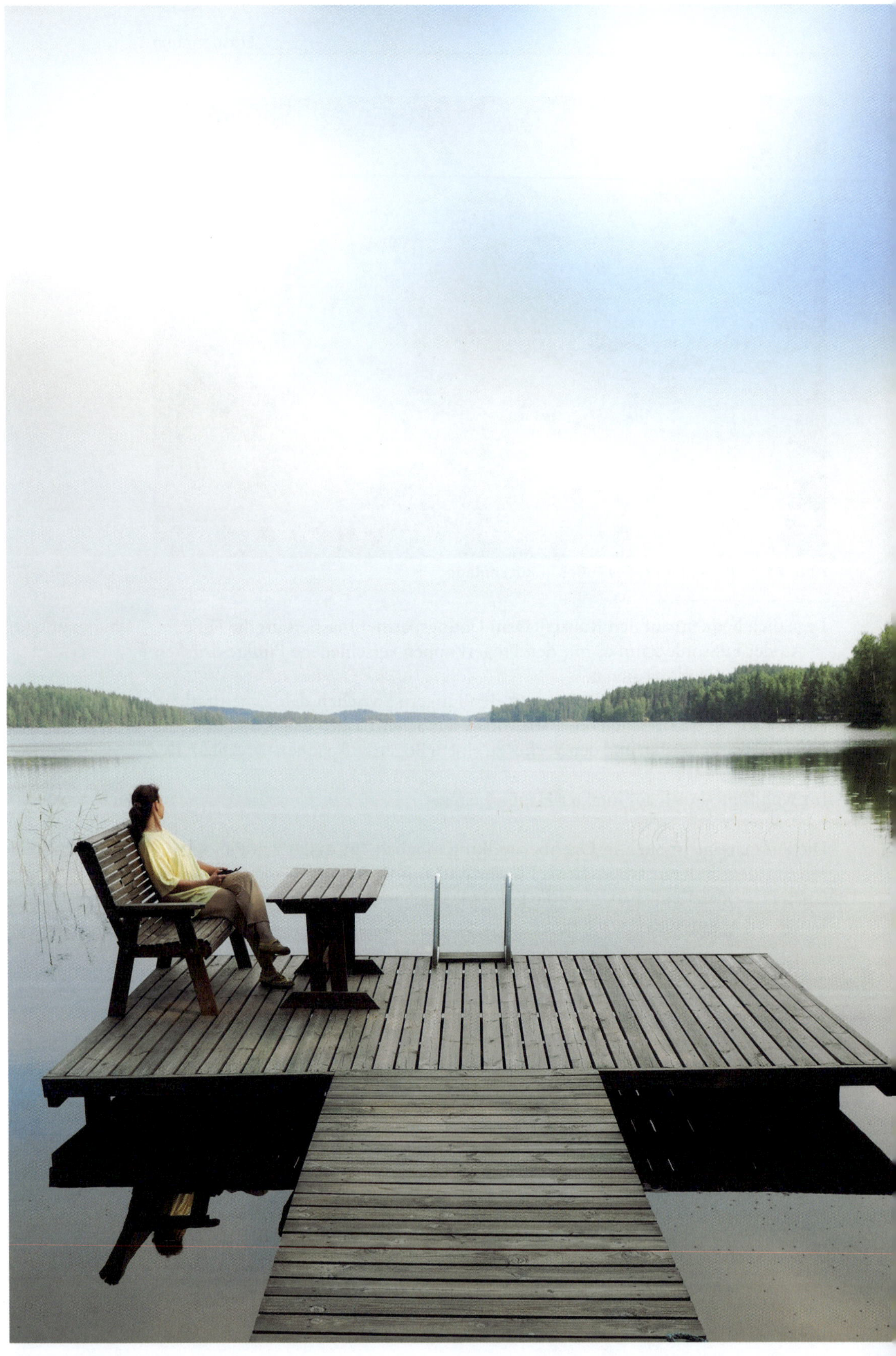

Für Eltern und Begleitpersonen

8 Resilienz und Entspannung mit gezielten Übungen fördern

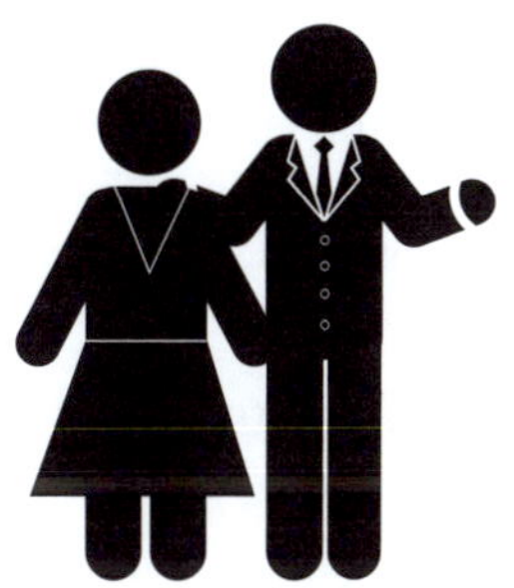

8.1 Hintergründe zu Resilienz und Salutogenese

Resilienz ist die Fähigkeit eines Menschen, sich an schwierige Situationen anzupassen und diese zu bewältigen. Es ist das Aufrechterhalten einer positiven Anpassung an die Umwelt, trotz unangenehmer Umstände. Es gibt potenzielle Schutzfaktoren aus dem persönlichen, familiären und sozialen Umfeld, die diese Resilienz stärken. Dazu gehören unter anderem gute Bindungserfahrungen und Fürsorge, kulturelle und gemeinschaftliche Aspekte, kognitive und emotionale Fähigkeiten, Selbstwirksamkeit und Toleranz.

Resilienz kann einen wichtigen Beitrag für jeden Einzelnen leisten, sich zu erholen oder positiv auf Herausforderungen und Veränderungen zu reagieren. Das Ausmaß der Resilienz korreliert mit dem Ausmaß der psychischen Gesundheit.

Wie entsteht Gesundheit? Wie kann man trotz Risiken gesund bleiben? Und wie kann man Gesundheitsförderung in der Praxis umsetzen? Dies waren die zentralen Fragen von Gesundheitswissenschaftler Aaron Antonovsky (1923–1994). Er hat mit seinem Konzept der Salutogenese (salus = gesund; genese = Entstehung) eines der wichtigsten Modelle zur Erklärung von Gesundheit entwickelt.

Er betrachtet Gesundheit als ein Kontinuum zwischen den Polen gesund und krank und beschreibt den Weg dazwischen in positive oder negative Richtung.

Wesentlich Einfluss nehmen die verschiedenen Stressoren, die Art der Bewältigung (Coping-Strategien) und die Widerstandsressourcen.

Diese Ressourcen spielen eine zentrale Rolle im Salutogenese-Modell.

Es sind soziokulturelle und historische Hintergründe sowie biografische und soziale Widerstandsressourcen, die auf psychosoziale, materielle, religiöse und andere Quellen wie Unterstützung, Bindung und Bewältigungsstrategien (Coping) treffen. Aber auch die Ich-Identität, die Intelligenz bzw. das Wissen spielen eine Rolle, um aus den Ressourcen schöpfen zu können.

Dazu kommen die Lebenserfahrungen und das daraus entwickelte Kohärenzgefühl (gesammelte Ressourcen, die das Leben verstehbar und bewältigbar machen sowie ihm einen Sinn geben). Diese entscheiden mit, sobald Spannungen durch Stressoren auftreten, ob es zu erfolgreicher Bewältigung und damit auf dem Kontinuum in eine positive Richtung geht, oder ob Überforderung durch Stress eintritt und das Kontinuum in Richtung negativ bis hin zu Krankheit kippt.

Uns positiv gestimmt zu halten, um Herausforderungen möglichst gefestigt, gelassen und gut zu meistern, uns auf dem Kontinuum in eine gesunde Richtung zu bewegen, dazu möchten die Übungen im folgenden Kapitel Unterstützung leisten.

Begleitung im Autismus-Spektrum – für Außenstehende eine besondere Aufgabe

Verschiedene Arten der Wahrnehmung, eine andere Sichtweise? Andere Fokussierung, unterschiedliche Prioritäten.

Oft wird von verschiedenen Standpunkten berichtet: eine neurotypische (so wie wir eine gewohnte Entwicklung/Reaktion erwarten) oder neurodivergente (abweichend von diesen gewohnten Gegebenheiten) Ausrichtung im Gehirn. Beide Seiten sind interessant und gleichwertig. Nur ist es manchmal gar nicht so einfach, in derselben Gesellschaft oder Gemeinschaft zu leben. Besonders auch im Familienalltag, wenn verschiedene Bedürfnisse und zu erfüllende Aufgaben aufeinanderprallen.

Erschwerend ist, wenn ein Kind sich nicht oder noch nicht verständlich ausdrücken kann oder die Gegebenheit des Autismus-Spektrums noch nicht erkannt wurde.

Es verlangt den Kindern viel Energie ab, sich an all die Anforderungen anzupassen. Von seinen Begleitern benötigt es viel Toleranz, Zeit und Geduld. Oft ist ein Denken um Ecken erforderlich, ein genaues Beobachten oder Erfragen von Situationen oder Befinden, um sich von außen in das Kind hineinversetzen zu können. Dazu kommt ein oft erhöhter Betreuungsbedarf bei alltäglichen Beschäftigungen und vermehrte Hilfestellungen für Körperpflege und Kleiderwechsel, die viel Zeit und gute Nerven erfordern.

Umso wichtiger ist es, sich als Begleiter regelmäßig mit neuer Energie und positiven Gedanken aufzuladen. Die Einladung dazu, liebe Begleiter, die so viel Fürsorge leisten und den Kindern die nötige Rückzugsoase und Regulationszone bieten, folgt auf den nächsten Seiten.

8.2 „Imaginäre Schutzhülle"

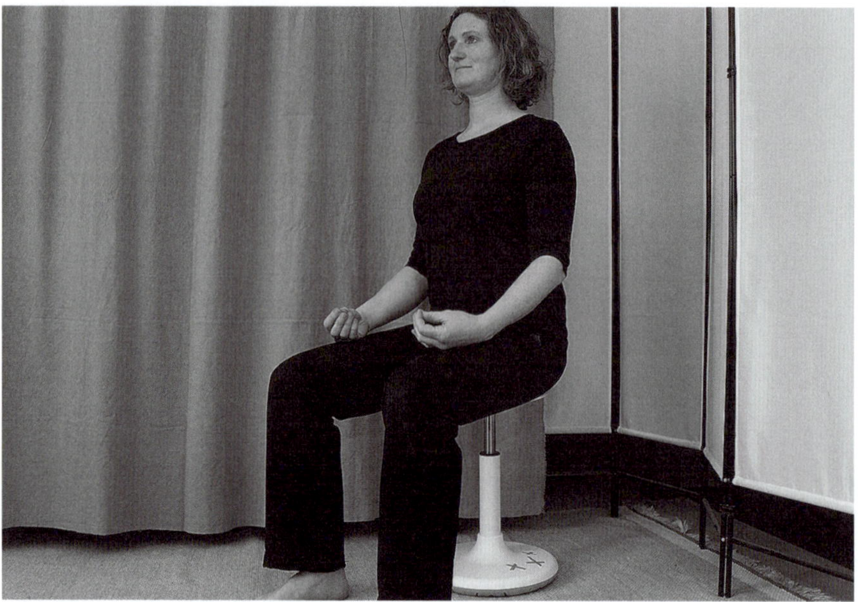

Abb. 8.1:   Visualisierungsübung – Auf Stuhl sitzend

Materialinfo   Kein Material benötigt.
Bei Bedarf Stuhl/Hocker.

Zielausblick   Sich eine mentale Schutzschicht aufbauen.
Abgrenzung erfahren.
Erdung und Entspannung durch bewusstes Atmen erleben.

Hintergrund   Diese Übung dient durch ihre vertiefte Atmung zum Energetisieren und Aufladen des Körpers, aber auch als Schutzhülle.

Wichtig ist zunächst, nicht zu oft (ca. 5×) vertieft zu atmen. Es kann zu viel CO_2 (Kohlenstoffdioxid) abgeatmet werden und der Körper dadurch in Unwohlsein geraten (Hyperventilation).

Durch die verstärkte Atmung werden Muskeln, Gehirn und andere Organe über das Blut optimal mit Sauerstoff versorgt.

Die tiefe Atmung bewegt unseren großen Zwerchfellmuskel (gelegen an den unteren Rippenbögen, quer durch den Bauchraum an die Lendenwirbelsäule) und mit ihm die Bauchorgane und den Beckenboden. Dies ist eine angenehme, verdauungsfördernde, krampflösende Massage und ein sanftes Beckenbodentraining. Durch die tiefen Atemzüge ist für eine gute Belüftung der Lunge in alle Ecken und Enden gesorgt. Es handelt sich um eine gute Prophylaxe gegen Verklebungen und Keime und erhält eine gute Atemkapazität.

Gold ist die Farbe der Vollkommenheit. Sie stärkt, festigt und steht auch für den Neubeginn (Krohne, 2009). So kann die Imagination der Farbe, wenn gewünscht, zusätzlich für Kraft sorgen.

Die Übung kann angewendet werden, um sich mit Energie aufzuladen, sich zu erden, sich abzugrenzen, wenn die Situation zu viele Reize enthält, wenn einem jemand unerwünscht zu nahe kommt, oder man sich vor einem Treffen oder Gespräch mit einem unangenehmen Gegenüber „schützen" möchte.

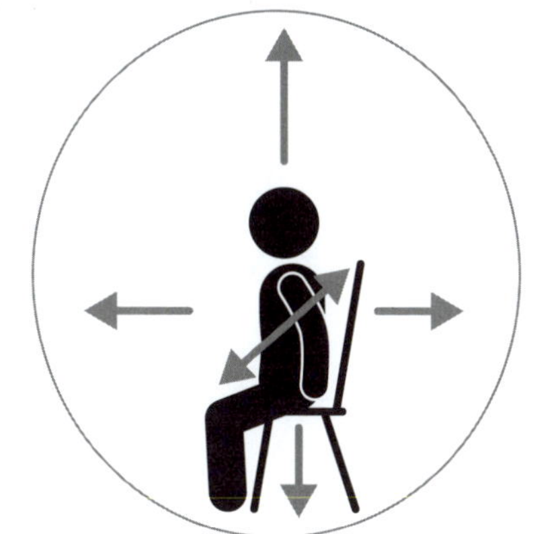

Abb. 8.2: Die imaginäre Schutzhülle

Vorzugsweise sitzend auf einem Stuhl (Füße am Boden ▶ Abb. 8.1) oder im Schneidersitz, aber auch liegend/stehend möglich. **Übungsaufbau**

Nimm eine entspannte, aufrechte Position ein. Schließe die Augen und lausche deinem Atem.

Fange nun an, einige Male vertieft in den Bauch zu atmen.

Nach einer kurzen Pause mit normaler Atmung, leite deine Luft mit vertiefter Atmung in den Rücken.

Diesen Vorgang setzt du nun mit kurzen Pausen von der tiefen Atmung in die rechte, später in die linke Flanke fort. Danach fußwärts und anschließend kopfwärts.

Als 7. Schritt folgt nun die bewusste Atemausdehnung in alle 6 Richtungen: Bauch, Rücken, Flanken, zu den Füßen und zum Kopf (▶ Abb. 8.2).

Du stellst dir dabei um deinen Körper eine Atemhülle oder einen schönen Luftballon vor, wenn du möchtest, golden, der dich weich und schützend und bei Bedarf wärmend umschließt.

Wähle eventuell eine andere Farbe oder mehrere Farben deiner Wahl für deinen „Schutzmantel" oder lasse diese Vorstellung ganz weg, wenn sie dich irritiert.

Setze die Übung frühzeitig ein, vor allem wenn du dich abgrenzen möchtest. **Zu beachten**

Nicht zu viele tiefe Atemzüge hintereinander. Achte auf ein gutes Gefühl in deinem Körper.

Nach etwas Training dieser Übung kannst du gleich zum 7. Schritt übergehen und **Variationen** die Atemausdehnung in alle 6 Richtungen gleichzeitig durchführen. Dabei stellst du dir die schützende Hülle vor.

Die Übung ist überall anwendbar, im Stand, im Gehen, wenn es viele Reize gibt, die dich stressen. Zum Beispiel in der Warteschlange an der Kasse beim Einkaufen oder in öffentlichen Verkehrsmitteln sowie in Betreuungssituationen mit deinem Kind.

8.3 „Atementspannung" – vertieftes Atmen

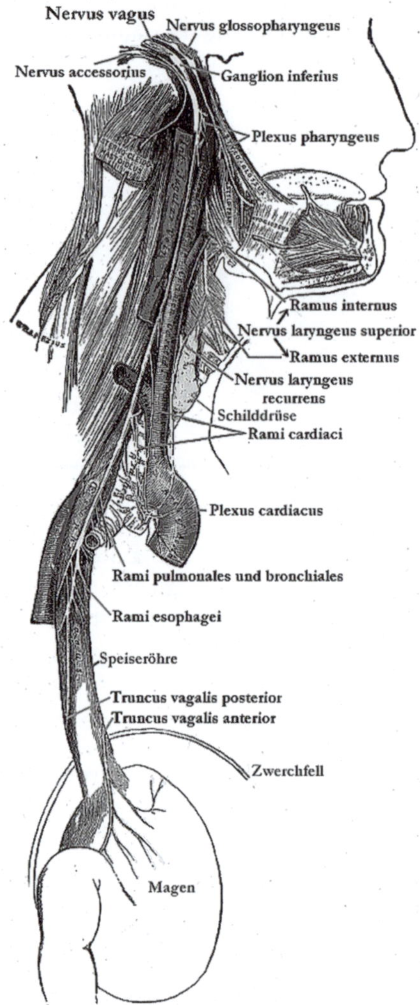

Abb. 8.3: Verbindung Nervus Vagus in den Bauchraum (Gray, 1918 in Wikimedia, 2004)

Materialinfo   Kein Material benötigt.
Bei Bedarf Matte und/oder Decke.

Zielausblick   Entspannung durch bewusstes, vertieftes Atmen.
Belastendes Loslassen, neue Energie auftanken.

Häufig sind wir im Alltag viel beschäftigt, gar gestresst und vergessen schier zu atmen.

Hintergrund

Diese kurze Übung lässt sich ohne Hilfsmittel, überall und in fast jeder Situation anwenden. Sie bringt einem neue Energie oder man kann Belastendes und Stress mit der Ausatmung wegatmen.

Das Einatmen durch die Nase filtert, erwärmt und befeuchtet die Luft. Es ist der Mundeinatmung somit vorzuziehen. Auch erhöht sich damit der Luftwiderstand. Dies verhilft zu einer besseren Wahrnehmung der Einatmung sowie zu einer gesteigerten Aktivierung der Atemmuskulatur.

Die Einatmung erzeugt durch das Absinken des Zwerchfells einen Unterdruck im Brustraum und hat somit eine Sogwirkung für sauerstoffreiche Luft, aber auch für den venösen Rückstrom aus dem Körper.

Fokus und Länge der Ausatmung fördern Entspannung und gleichzeitig eine automatisch vertiefte Einatmung.

Durch den leicht geöffneten Mund wird bei der Ausatmung ein Widerstand durch die Lippen erzeugt (Lippenbremse), der den Druck in den Lungen länger aufrechterhält.

In der Atemruhepause sind die Druckverhältnisse innen und außen ausgeglichen.

Wichtig für die Rumpfbeweglichkeit, aber natürlich auch für die im Brust- und Bauchraum liegenden Organe, ist ein beweglicher Brustkorb.

Eine Beweglichkeit von innen heraus erreichen wir über die Zwerchfellatmung, also die tiefe Bauchatmung.

Wie schon in ▶ Kap. 8.2 erwähnt, läuft der große Zwerchfellmuskel fast quer durch unseren Körper. Er ist die einzige so große quer verlaufende Muskelplatte in unserem Körper und trennt Brust- und Bauchraum. Hinten an der Lendenwirbelsäule, vorne an den Rippenbögen festgemacht, zieht er als Zwerchfellkuppel an einer Sehnenplatte unterhalb des Herzens.

So entsteht durch die tiefe Atmung eine Bauchorgan- und Beckenbodenmassage, aber auch die Leber und das Herz werden mitbewegt. 3–6 cm Absinken des Zwerchfellmuskels sind bei der Einatmung normal. Bis zu 10 cm können erreicht werden und somit auch eine gute Durchbewegung der Organe.

Besonders ist, dass der Zwerchfellmuskel von weit oben aus der Halswirbelsäule nerval versorgt wird (Nervus phrenicus aus dem 3.–5. Halswirbelsäulensegment, C3–C5). So kann das Zwerchfell bei querschnittsgelähmten Personen unterhalb der Höhe C3–C5 dennoch arbeiten, auch wenn es tiefer im Bauchraum liegt, wo meist schon Lähmungen auftreten.

Vorstellbar ist somit bei Nackenverspannungen, dass die nervliche Verbindung zum großen Atemmuskel eine einschränkende Wirkung auf die tiefe Atmung haben kann, aufgrund von spannungsbedingten, erschwerten Arbeitsbedingungen des Nervs. Im Umkehrschluss kann die Zwerchfellatmung aber vermutlich auch positive Auswirkungen auf die Nackenverspannungen haben.

Des Weiteren ziehen noch Speiseröhre, Vene, Arterie und Nerv (Nervus vagus) durch das Zwerchfell.

Hier möchte ich eine genauere Betrachtung des Nervus Vagus (▶ Abb. 8.3) vornehmen:

Er ist der 10. Hirnnerv und entspringt aus dem verlängerten Mark am Schädel.

Er ist Hauptnerv des Parasympathikus: ein Zusammenschluss aus 4 Hirnnerven, die durch ihre Funktion als Erholungsnerv dienen. Sie senken Atmung und Herzschlag ab, verengen Herzkranzgefäße und Bronchien und fördern den Verdauungsvorgang.

Er wird umherschweifender Nerv genannt, da er eine große Reichweite und viele „Fähigkeiten" aufweist. Der Nervus Vagus ist an der Regulation fast aller inneren Organe beteiligt! Daher ist ein entspanntes bzw. gut durchbewegtes Zwerchfell für vielerlei von nutzen.

Diesen ausführlichen Exkurs wollte ich geben, um zu veranschaulichen, was mit einer schlichten, bewusst vertieften Atmung alles bewegt und in Zusammenhang gebracht werden kann.

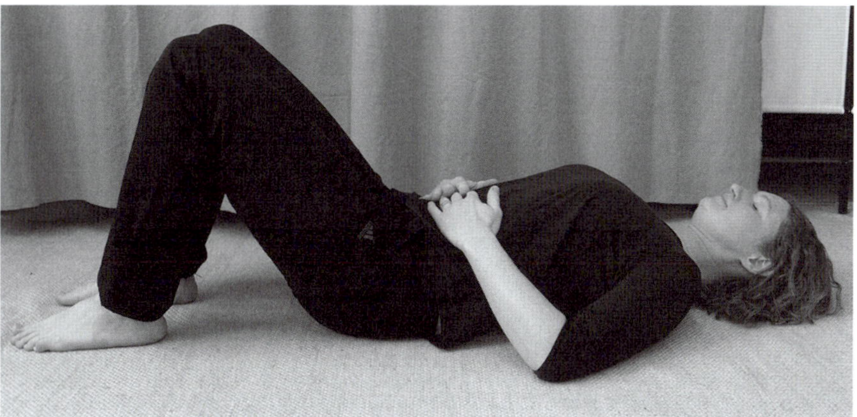

Abb. 8.4: Rückenlage mit Händen auf dem Bauch

Sitzend, stehend, liegend (▶ Abb. 8.4), auch im Gehen.   *Übungsaufbau*

Nimm kurz deine gewählte Körperhaltung bewusst wahr.

Dann lasse den Atem locker durch die Nase einströmen.

Folge der Luft tief in deinen Körper/Bauchraum und lass sie sich überall verteilen.

Lasse die Luft mindestens doppelt so lange wieder ausströmen, nun durch den locker geöffneten Mund (klassische Zählzeiten sind auf 4 fürs Einatmen und auf 8 fürs Ausatmen).

Mache nach der Ausatmung eine natürliche Atempause.

Fokussiere vor allem die Ausatmung und die Pause. Die Einatmung folgt automatisch.

Wiederhole die Übung mehrmals täglich mit bis zu 5 Atemzügen (siehe auch ▶ Kap. 8.2).

Nicht zu häufig hintereinander vertieft atmen, ca. 5×, dann deinen gewohnten   *Zu beachten* Atemrhythmus fortsetzen.

- Zum besseren tiefen Lenken des Luftstromes kannst du die Hände auf den   *Variationen* Bauch legen.
- Optional kannst du bei der Einatmung Wärme oder eine Farbe in Gedanken mitschicken.
- Mit der Ausatmung kannst du negative Gedanken loslassen.

8.4 „Ressourcen schöpfen" – Bedürfnisse erfüllen

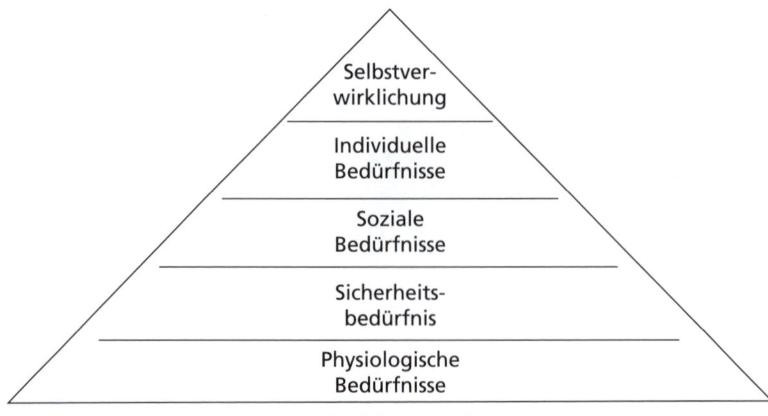

Abb. 8.5: Bedürfnispyramide in Anlehnung an Maslow

Materialinfo Material nach Auswahl deines Bedürfnisses benötigt.

Zielausblick Erfüllung eigener Bedürfnisse. Dies steigert die Zufriedenheit.
Sich wohlfühlen. Sich wertschätzen.

Hintergrund In der Alltagsroutine gehen die eigenen Bedürfnisse oft unter, die so wesentlich für das Wohlbefinden und gute Überleben sind. Es muss gar nicht viel sein, ein Hobby oder ein schönes Lied, ein Spaziergang oder ein Kaffee in der Sonne. Das, was dir guttut und was du am Tag nur für dich tust. Schon hast du dich wertgeschätzt und kannst bestärkt durch den Tag.

Aus der Psychologie ist bekannt, dass es eine Pyramide (▶ Abb. 8.5) mit Grundbedürfnissen gibt, die abgedeckt sein müssen, um Weiteres darauf aufzubauen.

Es gehören zur Basis Schlaf und Nahrung, dann kommt Sicherheit, bevor wir irgendetwas anderes Soziales oder Kreatives tun mögen (Bedürfnispyramide nach Maslow, 1943).

Versorge also deine persönliche Wohlfühlblume gut. Lass sie gut wurzeln, z. B. mit Übungen zur Erdung. Lass ihr kräftige Blätter aus Erholung und Nahrung wachsen und bediene dich an ihrer schönen Blüte, indem du regelmäßig auf deine Bedürfnisse achtest und sie zu erfüllen versuchst.

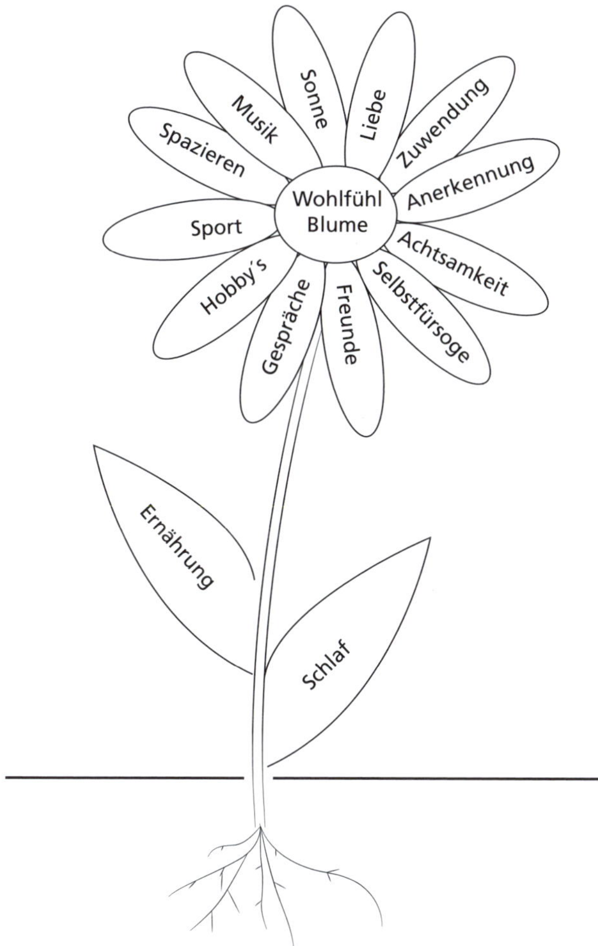

Abb. 8.6: Wohlfühlblume

Achte darauf, dass Schlaf und gute Ernährung gegeben sind und versuche, dich jeden Tag an mindestens einem Blütenblatt „zu bedienen" (▶ Abb. 8.6).

Übungsaufbau

Wohlfühlen hat Priorität.

Zu beachten

Wähle dir passende Aktivitäten oder auch einfach das „Nichts-Tun", um deine Bedürfnisse zu erfüllen.

Variationen

Passe die Sequenzen deiner Tagesstruktur an. Soll eine feste Zeit reserviert werden? Möchtest du nach Bedarf deinen Bedürfnissen nachgehen? Gibt es dafür ausreichend Gelegenheiten?

Nimmst du dir lieber dreimal pro Woche etwas Zeit für dich oder kannst du täglich ein Bedürfnis-Erfüllungs-Ritual einbauen?

8.5 „Ruheinsel" – Zeit für dich

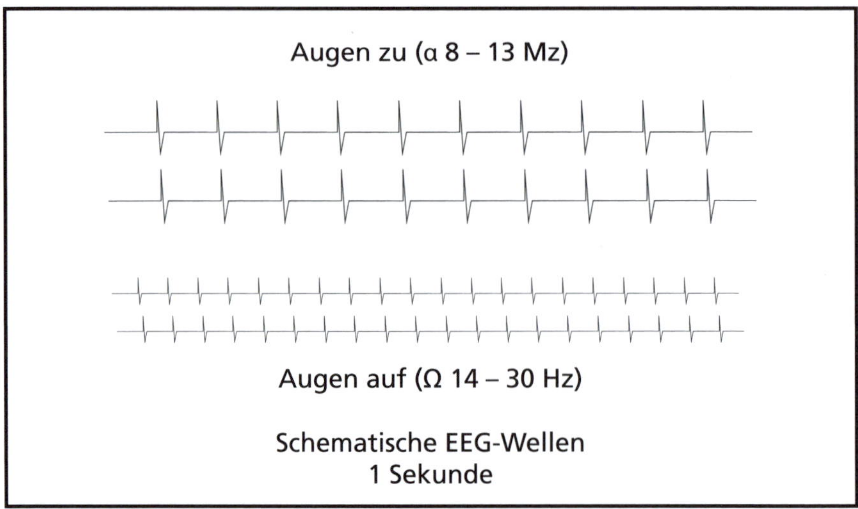

Abb. 8.7: Gehirnwellen, Alpha- und Betazustand

Materialinfo   Decke, evtl. Matte.

Zielausblick   Regeneration, Auszeit, Zeit für dich.
Energie schöpfen.

Hintergrund   Im Kundalini-Yoga wird diese Technik 11 Minuten lang praktiziert, um den Körper zu entspannen.

Man fand heraus, dass 7 Minuten völlige Ruhe notwendig sind, um den Körper in den Entspannungsmodus zu fahren.

Dabei entstehen sogenannte Alpha-Wellen (mit 8–13 Hertz/Schwingungen pro Sekunde) in den Gehirnströmen (▶ Abb. 8.7), die mittels EEG (Elektroenzephalografie) messbar sind. Sie treten bei leichter Entspannung, geschlossenen Augen und nach innen gerichteter Aufmerksamkeit auf und erhöhen die Erinnerungs- und Lernfähigkeit beziehungsweise fördern das unbewusste Lernen. Sie sind auch mit einer erhöhten Kreativität verbunden, da sie den Geist entspannen und so neue Gedanken entstehen können.

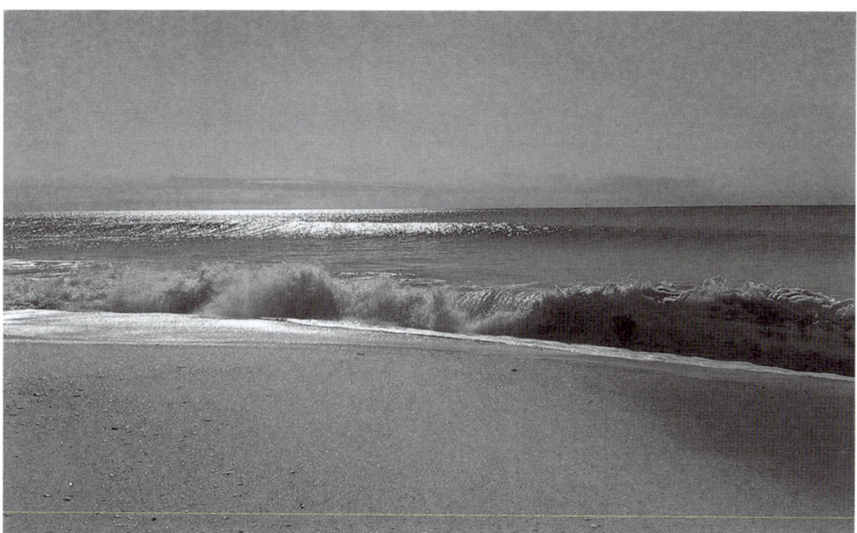

Abb. 8.8:   Meer

Lege dich bequem hin (Rücken, Seitenlage, eingerollt, Füße hochgelegt oder zu-   Übungsaufbau
gedeckt) und schließe die Augen. Richte deine Aufmerksamkeit nach innen und
denke evtl. an Meeresrauschen (▶ Abb. 8.8).
    7 Minuten lang gar nichts tun (außer atmen).
    Wenn möglich zwei Mal pro Tag wiederholen.

Nach Möglichkeit nicht einschlafen, es ist ein Zustand des Dösens, der sehr rege-   Zu beachten
nerierend wirkt.

Nach etwas Übung kannst du den Zustand in verschiedenen alltäglichen Situatio-   Variationen
nen und Positionen einbauen, um dich immer wieder zu erholen und die Gedanken und Eindrücke setzen zu lassen.

8.6 „Kopfentspannung mit Gesichtsentfaltung" – Wohlfühlgriffe

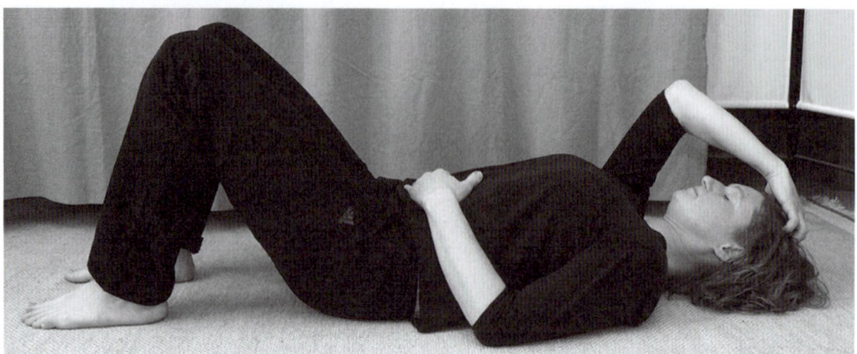

Abb. 8.9: Rückenlage mit Griff am Scheitel

Materialinfo Kein Material benötigt.

Zielausblick Beruhigung für das Nervensystem.
Entspannung fürs Gesicht.

Hintergrund Dies ist eine Übung, um der Kopflastigkeit entgegenzuwirken.

Entweder im stressigen Alltag zwischen den Arbeitsschritten einbauen oder zum Entspannen vor dem Ausruhen/Einschlafen.

Schnell verspannen wir uns im Alltag(-sstress), legen die Stirn in Falten, beißen die Zähne aufeinander, ziehen die Schultern hoch.

Hier findest du eine wohltuende und anregende Entspannung, auch für Gesicht und Hals.

Mit der Übung am Kopf wird die Kopfhaut entspannt und durchblutet. Es werden offene Nervenendigungen im Bereich des Scheitels stimuliert.

Man trifft Akupunkturpunkte und Meridianbahnen: den Blasenmeridian und den Du Mai, der die Wirbelsäule und die Abwehr stärkt, sowie die Yang-Meridiane verbindet. Auch Akupunkturpunkte des Gallenblasenmeridians gegen Kopfschmerzen und wohltuend für die Augen sowie der Beruhigungspunkt Du 20 (Kiesewalter K. & B., 2011) sind in diesem Areal veranlagt.

Die Gesichtsbehandlung ist nicht nur ein Lifting, sondern auch eine Drainage der Lymphflüssigkeit, welche dein Gesicht bei diesen Streichungen erhält.

Die Stirnfalten werden geglättet, die Lymphknoten an Schlüsselbein, Unterkiefer, Gesicht und Ohrbereich werden angeregt, die Flüssigkeit vermehrt zu bewegen und abzutransportieren.

Dies verbessert den Zellstoffwechsel, reduziert die (An-)Spannung und sorgt für einen strahlenden Teint und mehr Wohlbefinden.

Die Schulterkreise regen nicht nur den Lymphfluss an, sondern lockern natürlich auch die großen Nackenmuskeln.

Dasselbe gilt für die Ausstreichungen am Hals. Der dort laufende Muskel, Musculus Sternocleidomastoideus, hat wesentlichen Einfluss auf die Spannung im Kopfbereich und somit auf Kopf- und Kieferschmerzen sowie auf die Gefäße, die um ihn herum- und hindurchgehen, deren Fluss er gewähren muss (siehe auch ▶ Kap. 6.7).

Nicht zuletzt beinhalten die Augenstreichungen eine Abwandlung der Augenmassage aus der Traditionellen Chinesischen Medizin. Die zarte Massage gewisser Meridianpunkte hat eine starke, durchblutungsfördernde Wirkung auf Augen- und Gesichtsmuskulatur. Sie hilft, das Sehen zu verbessern, beziehungsweise die Augen bei PC-, Lese- und Näharbeiten sowie in Schule und Studium zu entspannen und zu besserem Fokus zu bringen. Damit steigt die Konzentration.

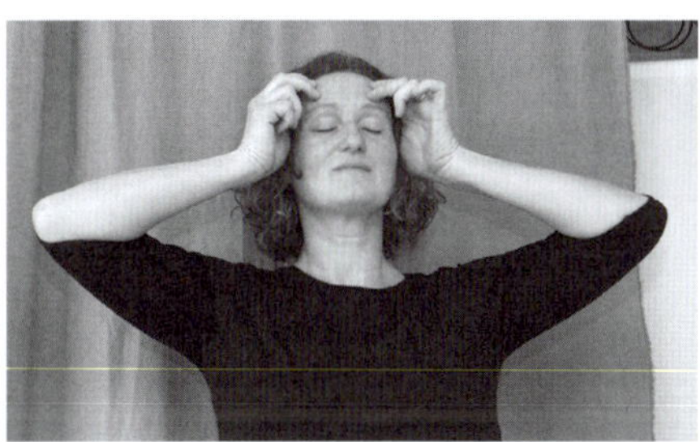

Abb. 8.10: Ausstreichung Stirn im Stehen

Diese Übung ist in fast jeder Position und an jedem Ort ausführbar. Hier demonstriert in Rückenlage.

Nimm 3–5 Finger einer Hand und streiche damit über deinen Scheitel. Vorne an der Stirn beginnend bis an den Hinterkopf (▶ Abb. 8.9).

3–5 Mal hintereinander, spüre der Wirkung nach.

Nach Belieben wiederholen.

Im Sitzen, Liegen oder Stehen sollte die Entspannung des Gesichts gut gelingen.

Zunächst die Schultern 7× nach hinten kreisen.

Danach nehme 2–4 Finger jeder Hand und lege sie auf deine Augenbrauen, sodass die Fingerspitzen zur Stirn zeigen. Die Handflächen liegen locker dem Gesicht auf (▶ Abb. 8.10).

Streiche beidseits von der Nasenwurzel über die Augenbrauen nach außen. Übe dabei leichten Druck aus.

Wiederhole dieses Streichen 3× von innen nach außen in Richtung Ohren über die Schläfen.

Ebenso verfährst du unterhalb des Auges. Fahre dem Jochbeinbogen entlang nach außen zu den Schläfen. 3× wiederholen.

Streiche nun von den Schläfen nach unten zum Unterkiefer aus und lass diesen dabei locker hängen. 3× wiederholen.

Spreize nun die Finger und lege z. B. Daumen und Zeigefinger hinter die Ohrmuschel, die anderen Finger davor. Ziehe von den Ohren über den Hals mit angenehmem Druck in die Schlüsselbeingrube. 3 Wiederholungen je Seite. Führe diese Übung nur einseitig im Wechsel aus, wegen der Durchblutungssituation am Hals.

Nur auf intakter Haut bei infektionsfreiem Zustand durchführen. Im Wohlfühlbereich arbeiten.

Nach Belieben Griffe und Ausgangslage des Körpers variieren.

Übungsaufbau

Zu beachten

Variationen

8.7 „Körperreise" – (selbst-)geleitete Meditation

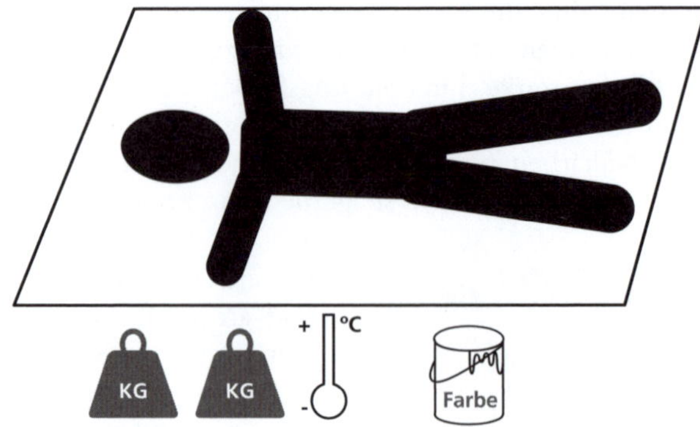

Abb. 8.11: Körperabdruck

Materialinfo   Kein Material benötigt.
              Bei Bedarf Matte und/oder Decke.

Zielausblick   Zur Ruhe kommen.
              Die Körperwahrnehmung schulen.
              Entspannung fördern.

Hintergrund   Die Gedanken sollen aus dem Kopf in die Füße abgeleitet werden.
             Die Aufmerksamkeit auf einzelne Körperpartien wird geschult.
             Die Leitung der sensorischen (spürenden) Nervenbahnen wird aktiviert.
             Ein Gefühl der Erdung/des Zur-Ruhe-Kommens tritt ein.

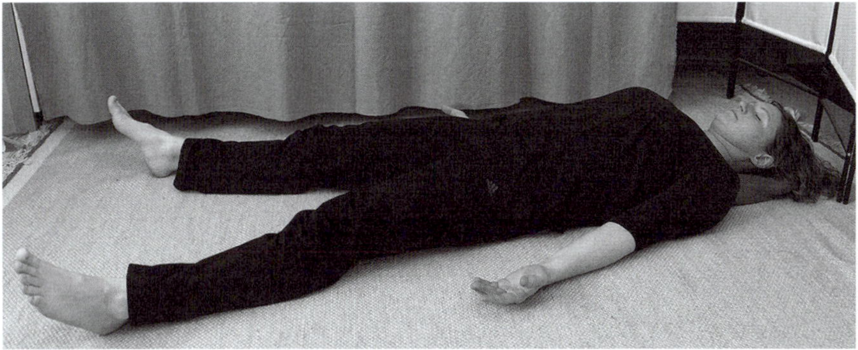

Abb. 8.12: Entspannung – Auf dem Rücken liegend

Lege dich bequem hin. Bevorzugt flach auf den Rücken. Die Arme sind neben dem Körper ausgestreckt, die Handflächen schauen zur Decke. Deine Füße sind leicht auswärts gedreht (▶ Abb. 8.12). **Übungsaufbau**

Lasse den Atem ruhig ein- und ausströmen.

Spüre deinen Körper auf der Unterlage aufliegen. Wandere mit deiner Wahrnehmung nun langsam vom Kopf bis zu den Füßen. Wie und wo liegt dein Kopf auf? Wie ist es im Bereich von Nacken, Schultern und Wirbelsäule?

Wo spürst du eine Auflagefläche an den Armen und Handrücken sowie an den Fingern?

Wie liegt dein Becken auf? Ist der Druck gleichmäßig verteilt, oder mehr auf einer Seite gewichtet? Wie fühlt es sich an den Beinen entlang zu den Fersen und Fußkanten an?

Bequeme, angenehme, warme Position zur Durchführung dieser Übung wählen. **Zu beachten**

- Du kannst die Wahrnehmung auch mit einströmenden Farben in deinen Körper gedanklich begleiten (▶ Abb. 8.11). **Variationen**
- Oder den Fokus auf die Temperatur in verschiedenen Körperbereichen legen. Fühlt es sich warm oder kalt an, sind beide Körperseiten gleich oder verschieden temperiert?
- Ebenso kannst du Energie aufsteigen lassen, indem du an den Füßen mit der Wahrnehmungsreise beginnst und dir vorstellst, Energie aus dem Boden aufzunehmen.

In einem gedachten Bogen kannst du sie dann vom Kopf wieder zu deinen Füßen leiten und dich durch und durch mit Energie durchfluten.

Quellen und Empfehlungen

Literatur

Attwood, T. (2022). *Das Asperger Syndrom* (5. Auflage). Trias.

Attwood, T. (2024). *Im Alltag besser mit Autismus zurecht kommen* (7. Juni 2024). Spezial-Fachtagung am Universitätsspital Zürich.

Bartens, W. (2014). *Wie Berührung hilft*. Knaur.

Földi, M., Földi E., & Kubik S. (Hrsg.) (2005). *Lehrbuch der Lymphologie* (6. Auflage). Urban & Fischer.

Girsberger, T. (2022). *Die vielen Farben des Autismus* (6. Auflage). Kohlhammer.

Girsberger, T. (2022). *Mit Autismus den Alltag meistern*. Kohlhammer.

Grandin, T. (2024). *Great Minds Are Not All the Same – Visual Thinking*. Autism Parenting SUMMIT (Vortrag am 17.05.2024).

Gray, H. (1918). *Anatomy of the Human Body*

Kiesewalter, K., & Kiesewalter, B. (2008). *Akupunktur pocket*. Börm Bruckmeier.

Krohne, H. (2003). *Die Schule der Geistheilung* (8. Auflage). Ansata.

Liu, J., Ein, N., Gervasio, J. et al. (2020). Comprehensive metaanalysis of resilience interventions. In: *Clinical Psychological Review*. Band 82.

makabera (2025). *Tortoise*. https://pixabay.com/photos/tortoise-nature-animal-wildlife-9329809/ (abgerufen am 24. März 2025)

Maslow, A. H. (1943). A theory of human motivation. In: *Psychological Review*.

Meereboer, J. (2023). *Leben mit Autismus. Eine besondere Art des Daseins*. Verlag am Goetheanum.

Menche, N. (2003). *Biologie, Anatomie, Physiologie* (5. Auflage). Urban & Fischer.

Netter, F. H. (2006). *Atlas der Anatomie des Menschen* (3. Auflage). Thieme.

Platzer, W. (2018). *Taschenatlas der Anatomie Band 1: Bewegungsapparat* (12. Auflage). Thieme.

Richter, I. (2013). *Lehrbuch für Heilpraktiker* (8. Auflage). Urban & Fischer.

Rosenberg, S. (2020). *Der Selbstheilungsnerv* (9. Auflage). VAK Verlag.

Wikimedia (2004). *Vagusgruppe*. https://commons.wikimedia.org/wiki/File:Glosso.gif (abgerufen am 24. März 2025

Bücher und Empfehlungen zum Weiterlesen

Online-Shops

- Kinderyoga: Yoga wird im Zusammenhang mit Autismus oft als gut wirksame Entspannungsmethode beschrieben. Dazu ein Link zu Kinderyoga Stundenblättern von Tania Reuse: https://eduki.com/de/autor/3483820/the-moon-yoga-kids (abgerufen am 23. Juli 2025).
- Kirjaverlag: unter www.kirjaverlag.ch findet man einen umfassenden Online-Shop, dessen Hauptaufgabe es ist, Bücher und andere Medien zum Thema „Asperger Syndrom" und „PDA (Pathological Demand Advoidance)" herauszugeben und zu verkaufen.

Print-Medien

- Funke, U. (2024). *Kinder im Autismus-Spektrum verstehen und unterstützen*. Kohlhammer. ISBN 978-3-17-044761-5.
- Girsberger, T. (2022). *Mit Autismus den Alltag meistern*. Kohlhammer. ISBN 978-3-17-039198-7.
- Higashida, N. (2024). *Warum ich euch nicht in die Augen schauen kann. Ein autistischer Junge erklärt seine Welt*. Rowohlt. ISBN 978-3-499-62873-3.
- Hoff, F. (2022). *Schulbegleitung und Autismus*. Kohlhammer. ISBN 978-3-17-041829-5.
- Imlau, N. (2018). *So viel Freude, so viel Wut. Gefühlsstarke Kinder verstehen und begleiten*. Kösel. ISBN 978-3-466-31095-1.
- Imlau, N. (2019). *Du bist anders, du bist gut. Gefühlsstarke Kinder beim Großwerden begleiten*. Kösel. ISBN 978-3-466-31128-6.
- Imlau, N. (2020). *Mein Familienkompass*. Ullstein. ISBN 978-3-550-20086-1.
- Küstenmacher, W. T. (2016). *LIMBI. Der Weg zum Glück führt durchs Gehirn*. Knaur. ISBN 978-3-426-78813-4.
- Maus, Inez (2017). *Geschwister von Kindern mit Autismus*. Kohlhammer. ISBN 978-3-17-032475-6.
- Meereboer, J. (2023). *Leben mit Autismus. Eine besondere Art des Daseins*. Verlag am Goetheanum. ISBN 978-3-7235-1720-8.

Beschreibung & Internetadressen autismusbezogener Vereine

Deutschland

- www.fz-autismus.de: Kinder- und Jugendhilfe, Beratung und Förderung.
- www.m-aut.de: Integrationszentrum für Menschen mit Autismus, Inklusion in Beruf und Gesellschaft.
- www.aspies.de: Selbsthilfeverband für Menschen mit Autismus und ihre Angehörigen.
- www.autismus.de: Berufsverband zur Förderung von Menschen mit Autismus.
- www.autismus-berlin.de: Kinder- und Jugendambulanz für Autismus-betroffene.

Liechtenstein

- Betroffene und Interessierte aus Liechtenstein orientieren sich an den Angeboten der Schweiz (speziell der Ostschweiz) und auch den Adressen aus Österreich.

Österreich

- www.autistenhilfe.at: Beratung, Begleitung und Unterstützung für Menschen mit Autismus.
- www.libelle-autismuszentrum.at: Beratungs-, Therapie- und Fortbildungszentrum.
- www.nomaden.at: Unterstützung für Menschen im Autismus-Spektrum, die zu euch kommt.
- www.via-autismus.at: Verein Initiative Autismus, neue Wege begleitend.

Schweiz

- www.aspergerhilfe.ch: Der Verein fördert Verständnis für Menschen mit Asperger-Syndrom und deren Angehörigen in der Öffentlichkeit und setzt sich für ihre Interessen ein.
- www.aspies.ch: Selbstbestimmt in die Öffentlichkeit treten ist das Ziel dieses Vereins.
- www.autismus.ch: as – Autismus-Schweiz ist ein großer Verein, der sich für verschiedene Belange im Bereich Autismus stark macht.
- www.kind-autismus.ch: Die Stiftung Kind und Autismus bietet ein ganzheitliches Angebot zur Förderung, Betreuung und Unterstützung für Kinder und Jugendliche an.

- www.kirjaevents.ch: (Mit-)Organisation von Events rund um das Thema Autismus/Asperger-Syndrom.
- www.lebenmitautismus.ch: Der Verein Leben mit Autismus Basel bietet für Kinder und Jugendliche Freizeitangebote sowie den Eltern eine Plattform zum Austausch.
- www.sternschnuppe.ch: Kindern mit Beeinträchtigung werden Herzenswünsche erfüllt oder Freizeitsterne (Eintritte in Freizeitangebote) geschenkt.